D0762410

Vivir
con
Endometriosis

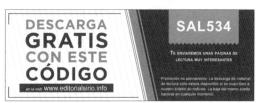

DESCARGA
GRATIS
CON ESTE
CÓDIGO
en la web www.editorialsirio.info

SAL534

TE ENVIAREMOS UNAS PÁGINAS DE
LECTURA MUY INTERESANTES

Promoción no permanente. La descarga de material
de lectura sólo estará disponible si se suscriben a
nuestro boletín de noticias. La baja del mismo puede
hacerse en cualquier momento.

Descargo de responsabilidad

Este libro es solo una guía general y no debe sustituir en ningún caso la pericia, el conocimiento y la experiencia de un profesional médico cualificado que se ocupe de los hechos, circunstancias y síntomas de cada caso particular.

La información nutricional, médica y relativa a la salud que se presenta en este libro se basa en las investigaciones, la formación y la experiencia profesional de los autores, y es verdadera y completa hasta donde alcanza su conocimiento. Sin embargo, la intención es que este libro constituya solamente una guía informativa para aquellos que deseen saber más sobre aspectos relacionados con la salud, la nutrición y la medicina; no tiene la intención de sustituir o revocar el consejo que reciba el lector por parte de su médico. Puesto que cada persona y situación son únicas, los autores y el editor instan al lector a consultar con un profesional de la salud cualificado antes de utilizar cualquier procedimiento que, por cualquier motivo, considere que puede no ser apropiado en su caso. Se debe consultar con un médico antes de emprender cualquier programa de ejercicios. Los autores y el editor no son responsables de ningún efecto o consecuencia adversos que resulten del uso de la información contenida en este libro. Es responsabilidad del lector consultar con un médico u otro profesional de la salud cualificado con respecto a su cuidado personal.

Este libro contiene referencias a productos que pueden no estar disponibles en todas partes. La intención es que la información ofrecida sea útil; sin embargo, los autores y el editor no garantizan resultados en relación con la misma. La mención de marcas comerciales solo tiene fines educativos y no implica que los autores ni el editor las respalden.

Las recetas que se incluyen en este libro han sido puestas cuidadosamente a prueba por la cocina y los degustadores de los autores. A su entender, son seguras y nutritivas para el usuario típico y para ser utilizadas en contextos ordinarios. Aquellas personas que tengan alergias alimentarias o de otro tipo, o que tengan unas necesidades alimentarias específicas o determinados problemas de salud, deben leer cuidadosamente los ingredientes contenidos en cada receta y determinar si pueden ocasionarle o no algún problema. El consumidor es el único responsable del uso que haga de las recetas; ni los autores ni el editor son responsables de ningún riesgo, pérdida o daño que pueda acontecer como resultado del uso de cualquier receta. Todos aquellos lectores que tengan necesidades especiales, alergias o problemas de salud deben consultar con su asesor médico antes de recurrir a cualquier receta en caso de que tengan cualquier duda.

Título original: The endometriosis Health & Diet Program
Traducido del inglés por Francesc Prims Terradas
Diseño de portada: Editorial Sirio, S.A.
Maquetación y diseño de interior: Toñi F. Castellón

© del texto de la edición original
2017 Andrew S. Cook

© de las recetas
2017 Robert Rose Inc.
(ver página 217)

© de la presente edición
EDITORIAL SIRIO, S.A.
C/ Rosa de los Vientos, 64
Pol. Ind. El Viso
29006-Málaga
España

www.editorialsirio.com
sirio@editorialsirio.com

I.S.B.N.: 978-84-17399-42-9
Depósito Legal: MA-1555-2018

Impreso en España

Puedes seguirnos en Facebook, Twitter, YouTube e Instagram.

Dr. Andrew S. Cook
& Danielle Cook

Vivir
con
Endometriosis

*Una guía para
recuperar tu bienestar*
Incluye un plan nutricional
con ejemplos semanales

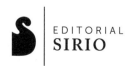

EDITORIAL
SIRIO

Índice

Introducción

La salud es un espectro y todo el mundo empieza en algún punto de ese espectro. El objetivo final es avanzar hacia una mejor salud a lo largo de dicho espectro. Todo pequeño cambio que llevamos a cabo es un regalo que nos ofrecemos a nosotros mismos y supone un avance en el proceso de curación.

Danielle Cook

La endometriosis es una enfermedad misteriosa que casi nadie entiende, incluidos la gran mayoría de los médicos y otros profesionales de la salud responsables del tratamiento de esta afección. La endometriosis puede causar un dolor increíblemente intenso, peor que el que puede experimentarse después de una operación quirúrgica o durante el parto. Aunque se trate de una enfermedad benigna, es decir, no es un tipo de cáncer, su impacto puede ser devastador, y puede hacer que la mujer que la padece sea incapaz de llevar una vida funcional.

Si bien no se conoce una «cura» para la endometriosis, sí existen tratamientos efectivos. Por ejemplo, una vez que se ha tratado adecuadamente con un procedimiento quirúrgico conocido como *escisión amplia*, la mayoría de las mujeres no volverán a padecerla. Aunque no sea un cáncer, la endometriosis tiene carácter tumoral y debe extirparse por completo.

La definición estricta de endometriosis es «la presencia de lesiones en la pelvis similares al tejido que se encuentra dentro del útero», pero la realidad puede tener un alcance mucho mayor. Uno de los autores de este libro, el doctor Andrew Cook, ha estado tratándola en el contexto de la medicina privada durante veinticinco años. A lo largo de este tiempo, ha visto y aprendido muchas cosas. Para él, el tratamiento de la endometriosis no es solo un trabajo, sino una misión que tiene en la vida. La cantidad de dolor, sufrimiento e incapacitación que experimentan las mujeres como consecuencia de esta dolencia es innecesaria, y la falta de cuidado y atención que reciben es deplorable. La «atención médica» promedio que se brinda a las pacientes de endometriosis es escasa y realmente vergonzosa. Esto ha provocado, históricamente, que continúen viviendo con dolor; están a merced del médico que las trata y no disponen de un poder real que les permita efectuar un cambio en sus propias vidas.

Pero actualmente es mucho lo que pueden hacer las mujeres que padecen endometriosis, independientemente de su médico o de cualquier otra persona. Tu situación no es desesperada. Cuando dispongas de la información correcta, tendrás mucho más poder. Esto no quiere decir que haya una solución fácil y que no vayas a encontrarte con dificultades. Deberás adquirir los conocimientos oportunos e implicarte activamente en la toma de decisiones saludables. Al principio, el panorama quizá te parezca abrumador y confuso, pero la información contenida en este libro está diseñada para proporcionarte una hoja de ruta que puedas seguir para recuperar la salud y mitigar tu dolor. Encontrarás aquí la información con base científica más actualizada y completa sobre la dieta y el estilo de vida que conviene llevar en caso de endometriosis, y también en

> Actualmente es mucho lo que pueden hacer las mujeres que padecen endometriosis, independientemente de su médico o de cualquier otra persona. Tu situación no es desesperada.

cuanto al tratamiento holístico pertinente para esta enfermedad. Ahora bien, si padeces una endometriosis significativa, es posible que necesites combinar el trabajo que realices con la cirugía de extirpación, para eliminar el tejido que te está causando el dolor.

Una llamada a la acción

En nombre de las mujeres de todo el mundo y como director de la Sociedad Mundial de Cirujanos de Endometriosis, el doctor Cook insta a la comunidad médica a abandonar de una vez por todas las creencias anticuadas relacionadas con esta enfermedad y las prácticas que, con demasiada frecuencia, siguen empleándose para su tratamiento. Es hora de pasar página y dejar de adoptar prácticas que no están respaldadas científicamente y que son inapropiadas para tratar esta afección. Las pacientes merecen que se las comprenda, escuche y crea. Si un ginecólogo elige ver y tratar a mujeres con endometriosis como parte de su práctica, debe asumir la responsabilidad de informarse sobre los entresijos de esta enfermedad y sobre cómo tratarla de manera efectiva. La histerectomía no cura la endometriosis ni es un tratamiento efectivo o apropiado si no va acompañado por otras medidas. La coagulación (la cirugía de quemadura) es deficiente y debe ser relegada a los libros de historia. Se ha demostrado inequívocamente que la cirugía de escisión amplia es la modalidad de tratamiento más efectiva para la eliminación del tejido endometriósico; presenta unas tasas de recidiva muy bajas.

En el Vital Health Institute nos esforzamos constantemente para proporcionar las mejores estrategias de tratamiento, no solo para nuestras pacientes sino para todas las mujeres que padecen endometriosis. Este libro, el tercero de una serie que hemos publicado sobre el tema (en inglés), nació después de revisar los estudios más actualizados y escuchar las historias de nuestras pacientes, y aprovecha nuestra experiencia adquirida durante más de veinticinco años de tratamiento de esta afección. Tenemos la esperanza de que esta obra sea una herramienta más en tu caja de herramientas, progresivamente surtida, para ayudarte a tratar y gestionar la endometriosis. Tanto si sufres esta enfermedad o si tienes un ser querido que la padece como si eres un profesional que atiende a mujeres con esta afección, nuestro sincero deseo es que la información que te ofrecemos en las páginas que siguen pueda servirte como guía para obtener u ofrecer alivio y curación.

Tanto si sufres esta enfermedad o tienes un ser querido que la padece como si eres un profesional que atiende a mujeres con esta afección, nuestro sincero deseo es que la información que te ofrecemos en las páginas que siguen pueda servirte como guía para obtener u ofrecer alivio y curación.

Nos encantaría escuchar tus comentarios y tus historias. Por favor, escríbenos a patientstories@vitalhealth.com (en inglés).

Con amor y pensamientos curativos,

Danielle y Andrew

Primera parte

DIAGNÓSTICO, FISIOPATOLOGÍA Y TRATAMIENTOS CONVENCIONALES

En esta parte del libro proporcionamos información básica sobre la endometriosis, analizamos los factores que contribuyen a su desarrollo (la fisiopatología) y nos referimos someramente a los tratamientos convencionales que se emplean para combatirla. Con todo ello podrás comprender mejor los aspectos médicos de la endometriosis y por qué diversos factores relativos al estilo de vida, como el estrés, pueden afectar a la enfermedad. Aquí encontrarás la justificación, basada en las pruebas existentes, de la recomendación relativa a efectuar varios cambios en el estilo de vida. Si eres una persona que necesita saber los porqués, no puedes dejar de leer esta parte del libro.

Capítulo 1

¿Qué es la endometriosis?

Qué significa realmente tener endometriosis

La endometriosis, por definición, es un proceso de enfermedad por el cual un tejido parecido al endometrio (el revestimiento uterino) está presente fuera del útero. Este tejido endometriósico* «rebelde» suele afectar al peritoneo, una fina capa de
tejido que recubre las estructuras pélvicas, el intestino, la vejiga
y los ovarios. Francamente, muchas de estas cuestiones médicas
pueden ser bastante áridas y aburridas y no transmiten lo que
significa para una mujer sufrir esta enfermedad o cómo afecta
realmente a su familia, su carrera, su sexualidad y su capacidad
para vivir la vida en aspectos muy básicos.

---

* Aunque no aparecen recogidas en el diccionario académico de la Real Academia Es-
pañola, las denominaciones *tejido endometrial* y *tejido endometriósico* son utilizadas
habitualmente como sinónimas, siendo la primera mucho más prevaleciente. Ante la
falta de pronunciamiento oficial, y sobre la base de la lógica lingüística, en esta obra
reservamos la denominación *tejido endometrial* para hacer referencia al tejido normal
que constituye el endometrio y aplicamos la denominación *tejido endometriósico* para
hacer referencia al tejido endometrial que se encuentra fuera de lugar y que ocasiona
la afección conocida como endometriosis. Por extensión, hablamos también de implantes endometriósicos. (N. del T.)

En realidad, la sensación que produce esta enfermedad es parecida a lo que podría ser tener decenas o cientos de ampollas insoportablemente dolorosas cubriendo el interior de la zona pélvica. El dolor pélvico y la infertilidad son los dos síntomas más comunes de la endometriosis. En el caso de las pacientes afortunadas, el dolor les dura solo un par de días durante el periodo menstrual; en el peor de los casos, el dolor está presente las veinticuatro horas los siete días de la semana. El hecho de que quienes padecen endometriosis presenten buen aspecto puede hacer que incluso las personas bienintencionadas duden de la intensidad de su dolor.

La mayoría de las mujeres con endometriosis comienzan a sentir dolor en la adolescencia; el dolor empieza a manifestarse incluso, a veces, en la escuela primaria. Si bien su aparición en el tiempo es similar a la de los dolores menstruales, es completamente diferente de estos. No es raro que las chicas con endometriosis se pierdan varios días de clase cada mes a causa del dolor cíclico asociado a esta enfermedad, ya que puede exceder el nivel de dolor que se experimenta después de una operación quirúrgica importante.

La falta de conocimiento de esta enfermedad puede hacer que estas chicas no reciban el diagnóstico correcto ni sean debidamente apoyadas por su médico. Esto, a su vez, puede conducir a que el dolor no se trate de forma adecuada y a minusvalorar la situación de la paciente. Puede inducirse a creer a la familia que la intensidad del dolor tiene una raíz psicológica. En esta trágica situación, la paciente es prisionera de su propio cuerpo, que la tortura a plena luz del día, sin que nadie entienda por completo su situación ni pueda ayudarla con eficacia.

A menudo, los síntomas avanzan a medida que la chica se va convirtiendo en una mujer joven, en el sentido de que aumentan tanto la importancia como la duración del dolor. Inicialmente, no se experimenta dolor la mayor parte de los días del mes, pero la cantidad de días en los que no se presenta el dolor se va viendo sustituida, lentamente, por una cantidad cada vez mayor de días en los que se siente un dolor incapacitante. La imprevisibilidad asociada al creciente número de días en los que se manifiesta el dolor da como resultado que sea difícil llevar una vida funcional. A la paciente cada vez le resulta más difícil planificar una futura cita, ya que progresivamente van aumentando las probabilidades de que ese día experimente dolores, y no puede mantener un compromiso en ningún ámbito de actividad.

Efectos de la endometriosis en las mujeres

- La cantidad de días en los que no se presenta el dolor disminuye con el tiempo.
- Las madres no pueden atender totalmente las necesidades de sus hijos cuando el dolor es demasiado agudo como para permitirles seguir con sus quehaceres habituales.
- Las esposas tratan de obviar su dolor para seguir manteniendo relaciones con sus maridos.
- La fatiga puede ser tan importante como la que experimentan los pacientes de cáncer en estado avanzado.
- Es habitual tener hinchazón, mal humor y problemas intestinales y de vejiga.

La endometriosis puede afectar a muchos otros aspectos de una vida normal. Los días en que la paciente se sentía como una mujer vibrante y deseable han desaparecido hace mucho tiempo. Y cada vez le resulta más difícil actuar como la mujer, madre y pareja amorosa y compasiva que realmente es. Es habitual que la paciente de endometriosis sufra estrés en el contexto de las relaciones familiares.

Incluso en esta etapa, la mayoría de las mujeres combaten la enfermedad; se niegan a dejar que se apodere completamente de sus vidas. Lo más probable es que pases junto a ellas, en un entorno público, sin que su aspecto te haga intuir la desolación con la que están lidiando. La mayor parte de las veces se levantan por la mañana, ponen cara de valientes y hacen todo lo posible para llevar una vida normal.

La definición médica de la endometriosis ni siquiera se aproxima a describir la realidad de lo que significa sufrir la enfermedad. La próxima vez que oigas hablar de ella, recuerda lo devastadora que puede ser. Si tienes un ser querido, una amiga o una compañera de trabajo que padezca endometriosis, acuérdate de tratarla con respeto y compasión.

Es mucho lo que no entendemos sobre la endometriosis, incluidos aspectos básicos como qué la causa, por qué algunas mujeres la desarrollan y otras no, cómo ocasiona infertilidad y por qué provoca dolor. Los profesionales médicos no se ponen de acuerdo acerca de la naturaleza de la endometriosis. ¿Consiste solamente en implantes endometriósicos aparecidos en la región pélvica que se pueden extirpar quirúrgicamente practicando una escisión amplia para acabar con los síntomas que experimenta la paciente? ¿U ocurre que una disfunción más compleja, esto es, sistémica o multisistémica, es decir, que afecta al conjunto del cuerpo, está ocasionando unos problemas de salud subyacentes, de los que los implantes endometriósicos no son más que una manifestación parcial? Si la primera interpretación es la correcta, debemos convencer a los cirujanos de que utilicen el procedimiento de la escisión amplia en lugar de la cauterización (las quemaduras) para resolver eficazmente el dolor. Y si la interpretación correcta es la segunda, debemos adoptar un enfoque holístico integral, además de practicar la cirugía de escisión.

En 2005, en un debate organizado por la Asociación de Endometriosis en su vigésimo quinto congreso anual, el doctor

David Redwine argumentó que «la endometriosis es una enfermedad local que solo requiere una buena intervención quirúrgica». Promovió activamente la idea de practicar la escisión amplia como el procedimiento quirúrgico convencional para combatir esta enfermedad, lo cual mejoró el tratamiento que estaban recibiendo las pacientes. Sin embargo, en la actualidad sabemos que es necesario definir la endometriosis de forma más amplia con el fin de lograr un tratamiento realmente efectivo. Veamos por qué.

No, no está «todo en tu cabeza»

Con demasiada frecuencia, parece que cuando los miembros de la profesión médica no comprenden un problema de salud o no disponen de buenas terapias para tratarlo, cuestionan la validez del diagnóstico físico y no confían en el paciente. Todos tenemos problemas personales que pueden afectar a la forma en que experimentamos una determinada situación, y las pacientes con endometriosis no son inmunes a ellos, pero los problemas personales no causan el dolor. La endometriosis es una afección real que causa un dolor real y problemas de salud a millones de mujeres, lo cual afecta a su calidad de vida y la calidad de vida de las personas con las que conviven. El dolor no está «en su cabeza», como se les dice a muchas mujeres que tienen esta afección. Según nuestra experiencia, las pacientes de endometriosis son personas fuertes y determinadas que sufren una enfermedad devastadora.

Definición de endometriosis

La definición más estricta de *endometriosis*, como hemos visto, es la presencia de tejido parecido al endometrial (es muy similar al revestimiento interno del útero, llamado *endometrio*) en la zona pélvica, que puede dar lugar a diversos síntomas, que incluyen periodos cada vez más dolorosos, dolor pélvico (que puede ser constante), dolor durante las relaciones sexuales, dolor al evacuar, dolores lumbares, fatiga e infertilidad. Esta definición de poco alcance presupone que la raíz de todos estos síntomas son los implantes endometriósicos. Según esta visión limitada, habitual en la práctica médica occidental tradicional, los síntomas se resolverán una vez que los implantes se hayan tratado con la supresión hormonal o extirpado por medios quirúrgicos. Si los síntomas persisten tras aplicarse cualquiera de estos dos procedimientos, se suele inducir a las pacientes a creer que todo está en su cabeza y que sus problemas de salud no cuentan con un fundamento físico.

> Si los síntomas persisten tras la supresión hormonal o el tratamiento quirúrgico, se suele inducir a las pacientes a creer que todo está en su cabeza y que sus problemas de salud no cuentan con un fundamento físico.

En las últimas décadas, esta creencia ha dado lugar al surgimiento de grupos de apoyo para las pacientes de endometriosis, compuestos por pacientes y algunos profesionales de la salud. El objetivo de estos grupos es tratar de incrementar la conciencia de esta enfermedad, y la campaña ha tomado forma en dos frentes. El primero se centra en llamar la atención sobre el hecho de que esta enfermedad existe y merece ser abordada como tal. El segundo consiste en un esfuerzo para concienciar a las pacientes y los médicos sobre la importancia de utilizar la escisión amplia como opción quirúrgica, en lugar de la quema o cauterización, para proporcionar un tratamiento más efectivo.

En los últimos tiempos, se ha avanzado notablemente en la concienciación respecto a que la endometriosis es una enfermedad. También se ha avanzado de forma constante en la concienciación, entre las pacientes, de lo importante que es optar por la escisión amplia. Desafortunadamente, todavía hay trabajo por hacer con respecto a la concienciación de los médicos, no solo en cuanto a que crean en la verdadera intensidad del dolor, sino también en cuanto a que asuman lo importante que es la escisión amplia y la opción de implementarla.

Es difícil creer que haya llevado tanto tiempo crear conciencia de una enfermedad que afecta a tantas personas. Internet, que no estuvo disponible para el público hasta el 6 de agosto de 1991, ha sido una herramienta muy empoderadora para las mujeres con endometriosis. Mujeres que antes se sentían solas, aisladas y «locas» han podido establecer contacto con otras aquejadas por el mismo problema. Internet también ha sido un medio de difusión de información importante sobre esta enfermedad y su tratamiento.

Muchas pacientes de endometriosis ven resuelta la mayor parte de su dolor tras haberse sometido a la escisión amplia. Pero las hay que continúan sufriendo. El hecho de que la extirpación de los implantes no «cure» a estas mujeres nos indica que falta un eslabón en el plan de tratamiento. Las investigaciones científicas y nuestra experiencia clínica con la endometriosis revelan sin lugar a dudas que esta patología es, al menos en un número significativo de mujeres, más que los implantes presentes en la zona pélvica.

Los costes de la endometriosis

La endometriosis afecta a unos 7,4 millones de mujeres en Estados Unidos y a 176 millones en todo el mundo. En Estados Unidos solamente, tiene unos costes asociados de unos 78,6 billones de dólares. Esto incluye tanto los costes directos como los indirectos, por ejemplo una menor productividad. Estos costes son similares a los asociados con la diabetes, la enfermedad de Crohn y la artritis reumatoide. La menor calidad de vida es, no obstante, el coste más importante. Además, la pérdida de productividad debida a la endometriosis es de una media ide once horas semanales!

La evolución de la definición

Repasemos cómo ha avanzado la comprensión que tenemos de la endometriosis en las últimas décadas. Inicialmente, se pensó que esta enfermedad y su dolor asociado eran el resultado de crecimientos anormales de tejido endometrial, que se había desplazado por la zona pélvica. Los tratamientos que se aplicaban eran la cirugía de cauterización (la quema de los implantes endometriósicos), la histerectomía (se extirpaban ambos ovarios) o la supresión hormonal de la GnRH (hormona liberadora de gonadotropina) por medio de medicamentos cada vez más potentes, lo cual solía ir acompañado de molestos efectos secundarios. Si la paciente continuaba teniendo dolor después de la histerectomía o la menopausia inducida médicamente, se pensaba que su dolor era psicosomático (que estaba solo en su cabeza) y se creía que derivaba de un trauma infantil y de haber sido víctima de abusos en la infancia. Desafortunadamente, esta forma de ver las cosas sigue prevaleciendo hoy en día, a pesar de los estudios científicos que demuestran claramente que el tejido endometriósico puede seguir creciendo en ausencia de estrógenos sistémicos.

El doctor Cook, coautor de este libro, ha extirpado quirúrgicamente tejido endometriósico, confirmado como tal por las muestras de patología quirúrgica, de innumerables pacientes que ya no alojaban estrógenos en su organismo, incluida una mujer de casi setenta años que se había sometido a una histerectomía en la que le extirparon ambos ovarios veinticinco años atrás y que nunca había tomado estrógenos. Y recientemente operó a una persona transgénero que había llevado a cabo la transición física y hormonal del género femenino al masculino. El paciente tenía un historial de dolor pélvico y endometriosis y se había sometido a una histerectomía, en la que le extirparon ambos ovarios. Estaba recibiendo un tratamiento de testosterona; los análisis de sangre confirmaron la falta de estrógenos en su organismo y los elevados índices de testosterona característicos de los hombres. ¡Era un desierto hormonal para la endometriosis! Sin embargo, durante la operación, el doctor Cook encontró tejido endometriósico en toda la zona pélvica, lo cual se confirmó con las muestras de patología quirúrgica. Cuatro días después de la intervención, el paciente tenía mejor aspecto y se sentía mejor que el día anterior a la operación. Este tipo de dolor y sufrimiento innecesarios se han estado sucediendo durante décadas.

La definición demasiado simplista de la endometriosis según la cual no se trata más que de unos implantes pélvicos que se encuentran en mujeres estresadas y muy reactivas (implantes que pueden eliminarse fácilmente por medio de inducir médicamente la menopausia, la cirugía de cauterización o incluso la histerectomía con extirpación de los dos ovarios) es insultante para quienes padecen esta afección. El primer paso es que los médicos reconozcan y crean realmente la difícil situación por la que están atravesando las mujeres afectadas por esta enfermedad y se informen debidamente sobre su complejidad y sus causas. Esto incluye comprender la efectividad de la cirugía de escisión amplia, así como los importantes cambios en el estilo de vida que son necesarios para corregir los problemas fisiológicos, inmunitarios y genéticos subyacentes. Llegar al hito de que esta sea la forma convencional de abordar la endometriosis constituiría un gran paso en la evolución del tratamiento de esta enfermedad. A partir de ahí, el objetivo futuro sería eliminar el dolor y el sufrimiento innecesarios que padecen una gran cantidad de mujeres.

> El primer paso es que los médicos reconozcan y crean realmente la difícil situación por la que están atravesando las mujeres afectadas por esta enfermedad y se informen debidamente sobre su complejidad y sus causas.

Preguntas frecuentes

P. La endometriosis ¿es una enfermedad o un síndrome?

R. Una enfermedad se define como un trastorno en un sistema u órgano que afecta a la funcionalidad del cuerpo; en este caso, los implantes endometriósicos presentes en la zona pélvica producen dolor e infertilidad. Si la endometriosis fuese estrictamente una enfermedad, el dolor se resolvería y la fertilidad se restablecería completamente cuando los implantes fuesen totalmente extirpados. Por otra parte, el síndrome se define como un conjunto de indicios y síntomas que suelen aparecer juntos pero que no tienen una causa conocida. Nosotros sostenemos que la endometriosis es en realidad un continuo de problemas de salud, siendo los casos simples una enfermedad y los casos más complejos un síndrome. En la década de los noventa, el doctor Cook acuñó la denominación *síndrome de disfunción multisistémica* en un intento de describir la complejidad de los problemas de salud a los que se enfrentan muchas mujeres con endometriosis. Esta denominación fue el resultado de años de observación. El doctor Cook observó reiteradamente un conjunto de sistemas orgánicos que presentaban un funcionamiento defectuoso que se influían negativamente entre sí y que, juntos, alimentaban una espiral descendente de empeoramiento de la salud y malestar.

¿Cuáles son las causas del dolor pélvico crónico?

El siguiente paso en la dirección de comprender correctamente la definición de *endometriosis* es reconocer la gran cantidad de otras afecciones, tradicionalmente reconocidas como patologías, que pueden estar asociadas con esta enfermedad. El dolor pélvico crónico se define como un dolor localizado en la zona del vientre que dura seis meses o más. Puede estar asociado, o no, con el ciclo menstrual. La endometriosis es una de las principales causas del dolor pélvico, pero no la única. Como veremos en el próximo capítulo, hay muchos problemas de salud convencionales que pueden contribuir al dolor pélvico de la mujer. Con el fin de resolver por completo el dolor pélvico, pueden ser necesarias otras formas de tratamiento médico, en función de qué afección o combinación de afecciones estén contribuyendo al dolor general y la sintomatología.

Estas afecciones contribuyen a menudo a los problemas de salud generales que suelen observarse en las mujeres con dolor pélvico, y se atribuyen con frecuencia, incorrectamente, a la endometriosis. Desafortunadamente, puede ser que la endometriosis sea solo una pieza de un rompecabezas complejo; a menudo deben abordarse otros problemas —como inflamaciones, toxinas o infecciones— como parte de una estrategia integral para el tratamiento de la endometriosis (hablaremos de ello más adelante, en el próximo capítulo). Esta es otra razón convincente por la cual debería existir una subespecialidad médica dedicada exclusivamente a la endometriosis. Mientras tanto, los ginecólogos han de recibir formación sobre cómo detectar y diagnosticar estos problemas de salud, a partir de lo cual podrán coordinar la atención que deba recibir la paciente por parte de distintos especialistas.

Es nuestra comprensión de la complejidad de la endometriosis lo que nos impulsó a escribir este libro. Para tratarla de

Factores que contribuyen al dolor pélvico

Cualquiera de estos problemas de salud puede contribuir al dolor pélvico que experimentan muchas mujeres: vestibulitis, vulvodinia, neuropatía pudenda, espasmos musculares del suelo pélvico, la afección de dolor de vejiga conocida como cistitis intersticial o síndrome de vejiga dolorosa, adenomiosis, adherencias o tejido cicatricial, quistes ováricos, varices en las venas ováricas, colon redundante, hernias, dolor neuropático, apendicitis crónica, síndrome del intestino irritable, enfermedad celíaca, sensibilidad al gluten y sensibilidades alimentarias en general.

forma adecuada y efectiva, es imprescindible abordar sus causas fundamentales. Es bien sabido que la mayoría de las personas que habitan en el mundo desarrollado no están saludables. Es posible que no se encuentren lo suficientemente mal como para que les diagnostiquen una enfermedad, pero están en el camino hacia la mala salud. A menos que efectúen cambios, cruzar la línea que las lleve a recibir el diagnóstico de una enfermedad oficialmente reconocida es solo cuestión de tiempo. Un porcentaje significativo de las mujeres que padecen endometriosis tienen mala salud; quizá esto ha contribuido a que hayan desarrollado la enfermedad.

Tenemos la impresión de que los tratamientos médicos occidentales han llegado al punto de depender excesivamente de los productos farmacéuticos. Si estás enfermo, es muy probable que se te prescriba un fármaco. Si este fármaco te ocasiona efectos secundarios, es muy probable que se te prescriba otro para tratarlos. El resultado neto es una creciente lista de recetas farmacéuticas que no nos acercan a un cuerpo y una existencia saludables. Esto no es verdadera atención médica, sino gestión de la enfermedad. El tratamiento médico occidental tradicional para la endometriosis consistente en la manipulación hormonal, incluida la menopausia inducida médicamente, es burdo en el mejor de los casos. Las mujeres con endometriosis necesitan una verdadera atención médica para recuperar su salud, no una gestión deficiente de su enfermedad.

En conclusión

Resumiendo, ¿cuál es la definición de *endometriosis*? En todos los casos, consiste en una serie de implantes presentes en la zona pélvica. Además, muchas mujeres tienen otras afecciones asociadas que contribuyen a sus síntomas. Finalmente, una parte importante de quienes sufren endometriosis presentan ciertos problemas subyacentes, como inflamación, una función inmunitaria alterada y resistencia a la insulina. A menudo, abordar la dieta y el estilo de vida puede ayudar a una mujer a recuperar su salud y su bienestar. Según nuestra experiencia en el tratamiento de la endometriosis y el dolor pélvico, la cirugía de escisión amplia, realizada correctamente, es absolutamente esencial. Sin ella, es casi imposible curarse de la endometriosis y el dolor asociado a esta. Si tu automóvil estuviese consumiendo demasiada gasolina y supieses que algo anda mal, podrías ponerle unos neumáticos nuevos de alta eficiencia y hacer una puesta a punto del motor, pero si el freno de mano estuviera atascado, los nuevos neumáticos y la puesta a punto no supondrían una gran diferencia. El freno de mano tendría que ser liberado para que el rendimiento del combustible mejorase de forma sustancial. Por otro lado, en el caso de un coche que hubiese permanecido estacionado al aire libre durante años, el solo hecho de arreglar el freno de mano no permitiría que ese automóvil arrancase, y mucho menos garantizaría un buen rendimiento del combustible. Así como arreglar el freno de mano sería una medida imprescindible en los casos anteriores, pero no la única, la cirugía de escisión amplia es una parte fundamental del tratamiento efectivo de la endometriosis, pero en muchos casos solo puede ser el comienzo de un programa completo de tratamiento.

Como mujer con endometriosis, tienes un poder tremendo para recobrar tu salud. La información científica actualizada que proporcionamos aquí puede ayudarte a mejorar tu vida. Potenciará y posiblemente mejorará cualquier tratamiento que pueda ofrecerte tu médico convencional, incluida la cirugía. En nuestra opinión, el aspecto holístico del tratamiento, que incluye la dieta y el estilo de vida, es tan importante como una intervención quirúrgica. El doctor Cook no ha encontrado un solo tratamiento que tenga todas las respuestas. Por este motivo, creemos firmemente que el uso de un conjunto de herramientas diverso que incluya la cirugía de escisión amplia, cambios en el estilo de vida y el tratamiento de las causas subyacentes es el plan más apropiado para abordar la endometriosis.

Es posible que al principio te resulte difícil comprender lo importantes y potentes que son el estilo de vida y la dieta para el propósito de recuperar la salud. El hecho de que estés prosiguiendo con la lectura sugiere que tienes la mente abierta en relación con esta parte del viaje hacia el cuidado de tu salud y tu curación. Para las mujeres que padecen endometriosis y las afecciones asociadas a esta enfermedad, obtener buenos consejos de salud integral es probablemente tan difícil, o más, que someterse a la cirugía de escisión. Esperamos que este libro te proporcione unos buenos cimientos sobre los cuales mejorar tu salud.

Capítulo 2

Síntomas y problemas de salud asociados

Los síntomas de la endometriosis

E l síntoma más común asociado con la endometriosis es el dolor progresivamente intenso durante el ciclo menstrual. Las primeras veces que tiene la regla una chica que va a desarrollar endometriosis, por lo general no experimenta ningún dolor; unos leves calambres a lo sumo. Estos calambres no le impiden realizar sus actividades normales. Con el tiempo, sin embargo, el dolor se vuelve cada vez más intenso. Además, la cantidad de días en que se presenta el dolor durante cada ciclo tiende a ir aumentando. No es raro que el dolor acabe por estar presente todo el tiempo; suele empeorar con el periodo, pero puede volverse agudo y constante.

Estos son los síntomas más habituales de la endometriosis:

- **Dolor pélvico agudo.** Este dolor puede ser cíclico, en cuyo caso empeora durante la menstruación y la ovulación, o de naturaleza no cíclica, en cuyo caso se mantiene constante durante todo el ciclo. Las mujeres describen un dolor ardiente y punzante en distintas partes de la zona pélvica. Este dolor puede ser incluso más grave que el dolor posoperatorio o el que se experimenta durante el parto.

- **Dolor durante la práctica del sexo.** La endometriosis puede ocasionar dolor cuando tiene lugar la penetración profunda. Esto se debe a que la superficie de tejido que se encuentra justo al final de la vagina suele verse afectada por la enfermedad, lo que hace que esa zona esté delicada y sea sensible al dolor.

- **Dolor durante la micción y dolor de vejiga.** Si la enfermedad está presente en la vejiga o cerca de ella, esto puede hacer que este órgano esté sensible y que se sienta dolor en el momento de vaciarla. Otra causa habitual de los síntomas que se experimentan en la vejiga es la cistitis intersticial, una afección que aparece con frecuencia junto con la endometriosis.

- **Dolor durante las deposiciones.** La endometriosis que afecta a la parte más baja del colon (el recto) puede ocasionar dolor al defecar durante la menstruación o durante todo el mes.

Los síntomas pueden ser distintos de paciente a paciente

Mientras que algunas pacientes no experimentan prácticamente síntomas excepto en determinados momentos de sus ciclos (la menstruación y la ovulación), otras se ven debilitadas por el dolor todos y cada uno de los días del mes. Muchas mujeres experimentan un empeoramiento progresivo de los síntomas con el tiempo, tanto en lo que respecta a su gravedad como en lo que respecta a la cantidad de días al mes que se ven afectadas por ellos. La idea extendida de que la endometriosis solo afecta a la mujer durante el periodo es un falso mito.

- **Dolor antes de evacuar.** La endometriosis que afecta al colon puede provocar dolor justo antes de ir de vientre.
- **Sangrado rectal cíclico.** La paciente puede experimentar este síntoma si la endometriosis ha invadido la pared intestinal.
- **Hinchazón.** La hinchazón puede ser el resultado de la respuesta inflamatoria a la endometriosis que afecta a la pelvis y los intestinos.
- **Náuseas y vómitos.** Pueden ser un síntoma de dolor agudo, del efecto de la inflamación del tracto gastrointestinal o, más específicamente, de una enfermedad invasiva del intestino delgado. El vómito agudo puede ser un síntoma de obstrucción del intestino delgado, una complicación rara pero grave de la endometriosis que exige una intervención médica de emergencia.
- **Estreñimiento y diarrea.** La endometriosis próxima al intestino o que afecta al intestino puede ocasionar síntomas similares al síndrome del intestino irritable.
- **Fatiga.** La fatiga grave es un síntoma no específico de la endometriosis; suelen experimentarlo las personas que padecen dolores y enfermedades crónicos.
- **Infertilidad.** Se ha estimado que el 40 % de las mujeres con endometriosis tienen problemas de fertilidad. Entre la población sana, alrededor del 20 % de las mujeres la experimentan, lo que significa que la endometriosis duplica el porcentaje de riesgo de presentar problemas al respecto. La infertilidad puede deberse a adherencias que resultan del proceso de la enfermedad o al efecto de esta en el entorno intrauterino. Además, el tejido endometriósico libera sustancias químicas

> Las mujeres con endometriosis tienen un riesgo dos veces más elevado de tener problemas de fertilidad que el conjunto de la población femenina.

que pueden obstaculizar la concepción y la implantación del óvulo fertilizado.

- **Dolor en el hombro.** Si una paciente tiene endometriosis diafragmática, puede experimentar cíclicamente dolor en el hombro derecho. La endometriosis diafragmática es relativamente poco frecuente.

Si bien la endometriosis está asociada con diversos síntomas, el más común es el dolor pélvico crónico. No es necesario experimentar todos los síntomas descritos para tener endometriosis. El dolor pélvico debilitador no es normal; se trata de una manera que tiene el cuerpo de comunicar que hay algo que no va bien. Debes buscar la ayuda de un médico que esté familiarizado con el tratamiento de la endometriosis y el dolor pélvico.

Preguntas frecuentes

P. La endometriosis ¿son solo unos calambres tremendos?
R. No. Los calambres intensos durante el flujo menstrual pueden asociarse con otra afección ginecológica, llamada *adenomiosis*. La adenomiosis se produce cuando se encuentra tejido endometriósico dentro de las paredes musculares del útero, y puede causar calambres agudos y un sangrado menstrual abundante. La adenomiosis puede darse junto con la endometriosis, lo cual explica por qué los síntomas de estas dos afecciones se confunden con frecuencia entre sí. (Consulta el próximo apartado para leer más sobre la adenomiosis).

¿Seguro que mi dolor pélvico se debe solo a la endometriosis?

Si bien la endometriosis es la causa principal del dolor pélvico, no es la única. Imagina un cubo lleno de líquido. El líquido que hay en el cubo representa el dolor que estás experimentando. Si el líquido es solamente endometriosis, significa que todo tu dolor tiene esta causa. Cuanto más lleno está el cubo, más agudo es el dolor; si rebosa, el dolor se vuelve intolerable. Si tu situación es esta y tu cubo solo está lleno de endometriosis, la cirugía resolverá totalmente tu dolor; el cubo será vaciado y tu dolor se irá.

Hemos hablado sobre la dificultad de emplear la cirugía correcta para eliminar por completo el tejido endometriósico, pero incluso cuando se logra este resultado, algunas pacientes siguen experimentando dolor. Esto significa que el líquido de sus cubos estaba compuesto por una mezcla de endometriosis y otras afecciones. Las veinte afecciones médicas que se enumeran y describen a continuación son algunas de las que conviven con la endometriosis con mayor frecuencia.

> Incluso después de someterse a la cirugía correcta y haberles sido extirpado todo el tejido endometriósico, algunas pacientes siguen experimentando dolor.

Neuropatía de la pared abdominal

Los nervios ilioinguinal, iliohipogástrico y femoral genital se encuentran en la pared abdominal inferior, entre el ombligo y el hueso de la cadera, y bajan hasta la ingle y la parte superior de la pierna. Cuando estos nervios presentan daños, puede ser útil bloquearlos o administrar una inyección de punto gatillo; a menudo, una serie de bloqueos nerviosos pueden aliviar el dolor. En algunos casos, se utiliza una técnica llamada *ablación [del nervio] por radiofrecuencia* para proporcionar un alivio más duradero.

Adenomiosis

La adenomiosis es una pariente cercana de la endometriosis. En esta afección, el tejido endometriósico se encuentra dentro de las paredes musculares del útero. Los dos síntomas principales de la adenomiosis son los calambres uterinos agudos, que empeoran durante el flujo menstrual, y unos periodos inusualmente abundantes. Pero no todas las mujeres con adenomiosis presentan síntomas.

Adherencias

Las adherencias son bandas de tejido fibrótico (tejido cicatricial) que se forman entre órganos y estructuras adyacentes, como entre los ovarios y la pared lateral de la pelvis, y entre el útero y el intestino. Pueden ser delgadas y parecidas a telarañas o densas y gruesas como pegamento endurecido. Aparecen como resultado de una enfermedad pélvica, una infección o una lesión. Con el tiempo, la inflamación asociada con la endometriosis puede ocasionar la formación de cicatrices y adherencias, y la cirugía practicada para eliminar la enfermedad puede dar como resultado adherencias adicionales a medida que el cuerpo va sanando.

Algunas pacientes son más propensas a desarrollar adherencias que otras. En los casos graves, es casi como si se hubiera vaciado un tubo de *super glue* en la cavidad pélvica, lo que provoca que las estructuras se

La cirugía para las adherencias

Las adherencias dolorosas pueden eliminarse por medios quirúrgicos. Sin embargo, existe el problema de que pueden volver a formarse adherencias durante el proceso de sanación. El uso de barreras antiadherencias y un procedimiento de revisión anticipada para eliminar las adherencias recién formadas antes de que se establezcan pueden ayudar a proporcionar un alivio continuo.

fusionen y distorsionen la anatomía pélvica. Si las adherencias estiran o contraen una estructura vital, como el intestino, pueden presentarse dolor y otros síntomas, como obstrucción intestinal y náuseas.

Apendicitis

La apendicitis es una afección en la que el apéndice se inflama. En el caso de la apendicitis aguda, la inflamación aparece de forma repentina, acompañada por un dolor intenso en el lado derecho de la zona pélvica, que lleva al paciente a urgencias; en este caso, se lleva a cabo una intervención quirúrgica de emergencia para extirpar el apéndice. Ocasionalmente, la paciente de endometriosis presentará apendicitis crónica, o su dolor agudo se confundirá con el dolor de la endometriosis; si el apéndice acaba por romperse, su vida estará en riesgo.

Fibromas

Los tumores fibroides son acumulaciones de tejido muscular liso que se forman dentro de las paredes musculares del útero. Una mujer puede desarrollar múltiples fibromas, y los tumores suelen variar en tamaño; pueden ser desde más pequeños que una canica hasta más grandes que un pomelo. Si son sintomáticos, los fibromas pueden ocasionar reglas abundantes y calambres uterinos que empeoran con la menstruación.

Intolerancias y alergias alimentarias

Aunque son técnicamente diferentes, las alergias y las intolerancias alimentarias pueden provocar problemas similares. Una alergia alimentaria, como la alergia al marisco, está mediada por el sistema inmunitario. El paciente puede padecer una erupción repentina o tener dificultades para respirar. Los síntomas se presentan de inmediato. Las alergias alimentarias pueden ser graves, hasta el punto de poner en peligro la vida. Por su parte, las intolerancias alimentarias, como la intolerancia a la caseína (una proteína de la leche), también están mediadas por el sistema inmunitario, pero los síntomas son menos graves y pueden tardar horas o incluso días en manifestarse. Las reacciones típicas incluyen malestar estomacal, dolor de cabeza, fatiga y dolor en las articulaciones. Algunas de estas manifestaciones pueden contribuir al dolor pélvico y a muchos de los síntomas asociados con la endometriosis.

Las intolerancias alimentarias más frecuentes

• A la leche y los productos lácteos
• A los huevos
• Al gluten
• Al maíz
• A la soja
• A las solanáceas
• A los cítricos

Cuerpos extraños

El dolor pélvico puede ser el resultado de materiales extraños que han quedado en el cuerpo después de una operación, como grapas y mallas quirúrgicas. Un cuerpo extraño puede provocar una reacción inflamatoria crónica llamada *reacción granulomatosa a cuerpo extraño*. Este tipo de reacción se resuelve extirpando el cuerpo que la ha causado, y se puede evitar si se prescinde de usar materiales extraños no biodegradables en el cuerpo.

Problemas gastrointestinales

Los problemas gastrointestinales son habituales en las pacientes con dolor pélvico. Muchas de ellas experimentan hinchazón, calambres, gases y episodios alternantes de estreñimiento y diarrea. Estos problemas pueden ser causados por alergias e intolerancias alimentarias. Otras causas pueden ser problemas de motilidad intestinal o el síndrome del intestino irritable, obstrucciones intestinales debidas a adherencias, un colon redundante (el colon es más largo de lo normal), diverticulitis (se forma una pequeña bolsa en el colon y se infecta) y una fisura anal (una grieta en el revestimiento del ano, a menudo debida al estreñimiento). Otras causas de problemas gastrointestinales pueden ser infecciones, daños en el revestimiento intestinal, el estrés y la disbiosis (un desequilibrio en las bacterias y las levaduras que viven en los intestinos).

Hipersensibilidad visceral generalizada

Visceral hace referencia a los órganos internos; *hipersensibilidad* indica una sensibilidad anormalmente desarrollada. En la hipersensibilidad visceral generalizada, todo el interior del cuerpo duele. Esto se debe generalmente a que el sistema nervioso está enviando señales inapropiadas, lo cual da lugar a un dolor neuropático o centralizado.

Hernia

Las hernias de la ingle incluyen las hernias inguinales, obturadoras y femorales. Las primeras son las más habituales, pero constituyen una causa poco frecuente de dolor pélvico. A menudo se diagnostican en exceso y se tratan con una malla quirúrgica, la cual puede convertirse en una nueva fuente de dolor pélvico; por esta razón, las hernias inguinales no deberían tratarse con una malla. A veces se pueden desarrollar hernias dolorosas en la pared abdominal, que pueden ser de varios tipos: umbilicales, incisionales y ventrales. La corrección quirúrgica puede resolver la hernia y cualquier dolor asociado a esta.

Cistitis intersticial

La cistitis intersticial o síndrome de la vejiga dolorosa es una afección crónica de este órgano que a menudo se asemeja a una infección. Los síntomas más habituales son dolor pélvico, presión pélvica, dolor al orinar, micción frecuente y micción urgente. La vejiga de las mujeres con esta afección suele tener menos capacidad de lo habitual, y cuando se inspecciona el interior de este órgano mediante cistoscopia, se pueden observar glomerulaciones (pequeñas hemorragias capilares en la pared de la vejiga) y úlceras de Hunner (lesiones o llagas en el revestimiento de la vejiga).

El tratamiento de la cistitis intersticial

A diferencia de la endometriosis, la cistitis intersticial no puede resolverse quirúrgicamente, pero existen tratamientos que pueden ayudar a controlar los síntomas, como cambios en la dieta, instilaciones vesicales y ciertos fármacos y hierbas.

Quistes ováricos

Los quistes ováricos no endometriósicos más habituales son los quistes funcionales (foliculares y del cuerpo lúteo). Estos se forman y desaparecen como parte normal del ciclo menstrual, pero a veces persisten más de lo normal y causan dolor. Si los ovarios presentan cicatrices o adherencias, la presencia de un quiste funcional durante el ciclo menstrual puede ocasionar un estiramiento cíclico del tejido cicatricial y producir una dolorosa sensación de tensión. Si se rompe un quiste, el dolor puede ser agudo. Pero no todos los quistes son sintomáticos. Hay pacientes que tienen grandes quistes ováricos y no experimentan ningún síntoma. Los quistes no funcionales incluyen los endometriomas, el cuerpo lúteo hemorrágico y los quistes dermoides. Los escáneres pueden ayudar a diferenciar entre los quistes funcionales y los no funcionales. Los endometriomas y los quistes dermoides no desaparecen solos; requieren cirugía.

Síndrome del ovario remanente

Se denomina *ovario remanente* o *remanente ovárico* al pequeño fragmento de tejido ovárico que puede quedar después de la extirpación del órgano. Esto puede ocurrir si el ovario está fusionado mediante adherencias a la pared lateral de la pelvis adyacente a él antes de su extracción. En tales casos, hay que empezar por separar el ovario de las estructuras adherentes sin dejar ningún resto. El síndrome del ovario remanente se presenta cuando la paciente experimenta dolor como resultado de algún resto del órgano que no ha sido extirpado. A veces, el remanente se identifica por la presencia de un quiste en el tejido ovárico detectado mediante una ecografía o al constatar unos niveles de estrógenos persistentemente elevados, en el caso de que se hayan extirpado los dos ovarios. Este síndrome puede resolverse extirpando quirúrgicamente los restos del tejido ovárico.

Torsión ovárica

La torsión ovárica tiene lugar cuando un ovario gira sobre sí mismo. Este fenómeno está asociado con un dolor agudo en la parte inferior del abdomen y constituye una emergencia médica. Si la torsión no se resuelve rápidamente, el suministro de sangre al ovario puede verse comprometido y este puede dejar de funcionar, el resultado de lo cual sería la pérdida del órgano.

Congestión pélvica

La congestión pélvica, las varices uterinas y las varices de las venas ováricas (venas varicosas) son todas ellas variaciones de la hipertrofia de los vasos sanguíneos pélvicos y pueden constituir una fuente de dolor pélvico. La congestión pélvica puede tratarse de dos maneras: sin practicar extirpaciones o mediante la extirpación del órgano afectado (histerectomía). El procedimiento por el que se opte dependerá de dónde estén ubicadas las varices.

Espasmos musculares del suelo pélvico

El dolor pélvico crónico puede provocar un endurecimiento de los músculos del suelo pélvico. Cuando estos músculos pasan a estar demasiado apretados o demasiado relajados o sueltos (como después del parto), se dice que la paciente padece *disfunción del suelo pélvico* (DSP). Algunas pacientes con endometriosis o sujetas a otras causas de dolor pélvico crónico sufrirán espasmos musculares en el suelo pélvico debido al endurecimiento de los músculos de la zona en respuesta al dolor pélvico intenso y continuo. Estos espasmos son terriblemente dolorosos y pueden presentarse espontáneamente o ser desencadenados por actividades tales como las relaciones sexuales. La terapia física pélvica puede ayudar a aliviar los síntomas dolorosos y debilitantes de la DSP y los espasmos musculares del suelo pélvico.

> Los espasmos musculares del suelo pélvico son terriblemente dolorosos y pueden presentarse espontáneamente o ser desencadenados por actividades tales como las relaciones sexuales.

La neuropatía pudenda o atrapamiento del nervio pudendo

El nervio pudendo se encuentra a lo largo del costado de la vagina. Este nervio tiene tres ramas básicas: una rama anterior, que llega al clítoris; una rama media, que va hacia la zona de la vagina y la vulva, y una rama posterior, que llega al ano. El dolor puede estar presente en cualquier parte del nervio si este resulta dañado o queda atrapado. A menudo, empeora cuando la paciente está sentada. La neuropatía pudenda puede tratarse bloqueando el nervio pudendo y mediante la terapia física pélvica. En algunos casos, puede ser útil la ablación por radiofrecuencia del nervio pudendo.

Prolapso uterino

El prolapso uterino consiste en que el útero cae dentro de la vagina; algunas veces incluso sale de esta. Es más habitual en mujeres que han tenido partos vaginales, ya que el proceso del parto puede aflojar las estructuras pélvicas que sostienen el útero, y después de la menopausia, ya que la caída de los niveles de estrógenos también puede debilitar las estructuras de soporte presentes en la pelvis. Las pacientes que sufren de prolapso uterino pueden tener la sensación de que algo cae de la vagina y dolores lumbares. El prolapso también puede estar asociado con la incontinencia por estrés (la micción involuntaria provocada por un esfuerzo como levantar objetos, toser, estornudar o hacer ejercicio).

> Las pacientes que sufren de prolapso uterino pueden tener la sensación de que algo cae de la vagina y dolores lumbares.

Retroversión uterina

Normalmente el útero está antevertido, lo que significa que está inclinado ligeramente hacia delante, hacia la vejiga. Pero en una de cada cinco mujeres, aproximadamente, el útero está en retroversión (retrovertido), e decir, inclinado hacia atrás, hacia el intestino. Si bien la retroversión del útero se considera un fenómeno normal, puede estar asociado con dolores lumbares y dolor al practicar el sexo y al ir de vientre. La retroversión puede ser más sintomática en las mujeres con una patología uterina concomitante, como fibromas y adenomiosis.

Vulvodinia

La vulva es la zona que rodea el exterior de la vagina. *Vulvodinia* significa 'dolor en la vulva'. Hay dos tipos generales de vulvodinia. Las pacientes con vulvodinia generalizada pueden experimentar dolor en cualquier parte de la vulva; este dolor puede afectar a toda su superficie o a partes específicas y aisladas, y puede ser intermitente o constante. La vestibulitis vulvar implica dolor en el vestíbulo (la pequeña zona que hay alrededor de la abertura de la vagina, dentro de los labios menores o internos). El dolor solo está presente cuando la zona recibe una presión; por ejemplo, durante el acto sexual o en el momento de insertar un tampón.

Capítulo 3

Diagnóstico

Técnicamente, la única manera de obtener un diagnóstico definitivo de endometriosis es realizar una laparoscopia, tomar una biopsia y confirmar los resultados con un análisis microscópico. Actualmente no puede obtenerse un diagnóstico fiable por medio de análisis de sangre, pruebas de orina o imágenes de rayos X. Esto no significa sin embargo que no pueda hacerse un diagnóstico presuntivo sin acudir a la cirugía.

El doctor Cook ha atendido a miles de mujeres con dolor pélvico y endometriosis en los últimos veinticinco años. A pesar de las nuevas pruebas de laboratorio obtenidas gracias a la tecnología más avanzada y al sofisticado equipo con el que cuenta, la información más importante la obtiene elaborando un historial cuidadoso y detallado de las pacientes. En su cita inicial, las pacientes generalmente pasan entre una y dos horas hablando con él, y se someten a un examen físico completo, que incluye una ecografía transvaginal. Su historial y sus explicaciones son las mejores herramientas de las que disponemos. Las pacientes conocen su cuerpo, y muchas tienen una gran intuición sobre lo que puede estar yendo mal. Si el médico realmente se toma el tiempo necesario para escuchar a la paciente y comprende claramente lo que está experimentando, tendrá pistas muy claras para formular un diagnóstico presuntivo. Por ejemplo, si una mujer joven experimenta solo un dolor mínimo en sus primeras reglas, pero el dolor va aumentando y es cada vez más intenso en los años siguientes, es muy probable que tenga endometriosis. Y si la cantidad de días del mes en que experimenta el dolor es progresivamente mayor, este hecho también respalda ese diagnóstico.

> **Las pacientes conocen su cuerpo, y muchas tienen una gran intuición sobre lo que puede estar yendo mal.**

Las etapas de la endometriosis

Según la Sociedad estadounidense para la medicina reproductiva, pueden distinguirse cuatro etapas en la endometriosis. Básicamente, hay dos tipos de endometriosis, la no invasiva y la invasiva. Esencialmente, las etapas I y II se correlacionan con el tipo no invasivo, mientras que las etapas III y IV se correlacionan con el tipo invasivo. El peritoneo es una fina capa de tejido que recubre las estructuras pélvicas, el intestino, la vejiga y los ovarios. En las etapas I y II, los implantes endometriósicos crecen en la superficie del peritoneo; se asemejan a semillas de chía sobre un celofán. En este caso, la enfermedad es superficial. Por el contrario, la endometriosis es destructiva en las etapas III y IV; invade el tejido y causa cicatrices y daños a los órganos circundantes.

El examen físico

A la hora de someterse al examen físico, la paciente con endometriosis no invasiva (la que se encuentre en las etapas I o II) pasará por un examen pélvico relativamente normal. Aunque pueda experimentar un dolor significativo, sentirá normales los ligamentos y los órganos de la zona pélvica, incluidos el útero y los ovarios. En cambio, la paciente con endometriosis invasiva (la que se encuentre en las etapas III o IV) pasará por un examen marcadamente diferente. En casos extremos, durante el examen pélvico puede verse cómo la endometriosis ha invadido la pared vaginal. No es raro que el diagnóstico de endometriosis se realice en el momento, en la consulta.

La paciente también puede tener el problema de salud conocido como *pelvis congelada*. Los ligamentos de una pelvis normal actúan como cuerdas elásticas; proporcionan apoyo con cierta flexibilidad, pero vuelven a la posición normal cuando están en reposo. Una pelvis congelada se siente como si alguien hubiera vertido hormigón en la zona. Cuando se ejerce presión durante el examen médico, no se produce ningún movimiento; la pelvis es como una gran masa sólida. Es muy habitual que la paciente con endometriosis en las etapas III o IV tenga un «quiste de chocolate» (*endometrioma*, en lenguaje médico) en cada ovario. El ovario o los ovarios agrandados se pueden sentir durante el examen pélvico.

Además, puede ser muy útil realizar una ecografía (exploración mediante ultrasonidos). Un endometrioma tiene una apariencia muy característica en las ecografías, y si bien el diagnóstico de endometriosis no se puede realizar con una certeza total, sí se puede efectuar un diagnóstico presuntivo a partir de este hallazgo. La ecografía transvaginal también puede proporcionar otras pistas. A pesar de que el tejido cicatricial no se puede ver directamente, el movimiento con la sonda a distintos grados de presión debería ocasionar que el útero y los intestinos se deslicen unos sobre otros. Si hay tejido cicatricial presente, ambos se moverán juntos. Además, el extremo de la sonda del ecógrafo se puede utilizar para determinar las zonas afectadas por el dolor dentro de la pelvis. Por ejemplo, la presión sobre la vejiga puede causar dolor, lo que sugiere la posibilidad de cistitis intersticial, y el útero puede inspeccionarse para detectar cambios que sugieran adenomiosis, hiperplasia del miometrio y fibromas.

Muchas de las pacientes a las que tratamos experimentan dolor durante las relaciones sexuales. Parte del examen pélvico consiste en identificar las distintas zonas que contribuyen a dicho dolor. Se aplica una presión suave sobre el vestíbulo (la zona que hay alrededor de la abertura de la vagina) con un bastoncillo de algodón. Una paciente con vestibulitis experimentará un dolor intenso con este tipo de presión. Además, realizamos un examen del suelo pélvico, durante el cual se palpan los músculos de esta área. Estos músculos no deben estar sensibles ni experimentar dolor; en caso contrario, la paciente sufre espasmos musculares del suelo pélvico.

Terapia física

Después de que la paciente se haya curado de la operación de endometriosis, probablemente tendrá que hacer terapia con un fisioterapeuta del suelo pélvico, que estará especializado en el tratamiento de problemas de salud relacionados con el dolor pélvico.

También hay que examinar el nervio pudendo, la vejiga, el cuello uterino, el útero y los ovarios. El nervio pudendo, que se encuentra junto a la pared de la vagina, hacia la mitad de este órgano si se recorre en sentido ascendente, se palpa para determinar si la paciente padece una neuropatía pudenda. La vejiga, situada a lo largo de la pared anterior de la vagina, se palpa durante el examen para determinar si ahí hay un dolor que esté contribuyendo al dolor pélvico general. El cuello uterino, el fondo del saco de Douglas, los ligamentos uterosacros y las paredes laterales de la pelvis se palpan para localizar zonas de dolor y bloqueos. El útero y los ovarios se palpan asimismo para determinar si tienen un tamaño normal o si duelen. Todas estas zonas pueden contribuir al dolor durante el acto sexual.

Examen de CA-125 en la sangre

El *CA-125* designa el antígeno del cáncer 125. Si bien las lecturas de este antígeno pueden ser elevadas en las pacientes con cáncer de ovario, también pueden serlo en algunas pacientes con endometriosis. En el pasado, había la esperanza de que pudiese constituir una prueba sanguínea diagnóstica para la endometriosis. Desafortunadamente, el porcentaje de pacientes con endometriosis que presentan niveles elevados de CA-125 en la sangre es bastante bajo. Una paciente cuyo análisis de sangre arrojase un resultado «normal» al respecto podría tener endometriosis de cualquier modo. Si

> Desafortunadamente, el porcentaje de pacientes con endometriosis que presentan niveles elevados de CA-125 en la sangre es bastante bajo. Una paciente cuyo análisis de sangre arrojase un resultado «normal» al respecto podría tener endometriosis de cualquier modo.

los niveles de CA-125 son elevados, es más probable que se sufra endometriosis invasiva (la correspondiente a las etapas III o IV) que no invasiva (la correspondiente a las etapas I y II).

Parece que la endometriosis de algunas mujeres produce el CA-125, mientras que la de otras no lo hace. Esta es la razón por la cual es recomendable verificar el CA-125 en todas las pacientes con endometriosis antes de proceder a la cirugía. Si los niveles son elevados, esto proporciona un marcador sanguíneo a través del cual se puede hacer un seguimiento de la actividad de la enfermedad. Después de que la paciente se haya curado, se puede volver a verificar su CA-125 para tener la seguridad de que los niveles se hayan normalizado. Esto ayuda a confirmar que la endometriosis se ha erradicado (si no hay adenomiosis) y también permite disponer de un valor de referencia con el que comparar resultados futuros si se teme que puede haberse producido una recidiva.

Los niveles sanguíneos del CA-125 varían a lo largo del ciclo menstrual; están en su punto álgido durante la menstruación y presentan un ascenso moderado durante la ovulación. Por lo tanto, es importante hacer análisis de sangre a la paciente en distintos momentos del ciclo.

Lo que revelan los estudios
La biopsia endometrial

En 2009, un colega del doctor Cook, el doctor Moamar al-Jefout, de Jordania, publicó un interesante artículo en la revista *Human Reproduction* en el que describe un estudio doble ciego que buscaba la presencia de fibras nerviosas en la capa funcional del endometrio en biopsias efectuadas a mujeres con endometriosis. Su objetivo era establecer este procedimiento como una prueba diagnóstica para esta enfermedad. La conclusión fue que la biopsia endometrial encaminada a detectar fibras nerviosas proporcionaba una fiabilidad de diagnóstico cercana a la precisión de la evaluación laparoscópica efectuada por ginecólogos experimentados en laparoscopia.[1] Desafortunadamente, esta prueba aún no está disponible comercialmente como forma de diagnosticar la endometriosis.

La tomografía computarizada y la resonancia magnética

La tomografía computarizada (TC) y las imágenes por resonancia magnética (IRM) son técnicas de escaneado que pueden ser útiles en ciertas situaciones. Se están realizando estudios para determinar la mejor manera en que los escáneres obtenidos por estos medios pueden ayudar a diagnosticar correctamente la endometriosis. Los resultados dependen tanto de la calidad de los aparatos empleados –mejores máquinas proporcionan una mejor resolución y, por tanto, la capacidad de ver lesiones más pequeñas– como del grado de experiencia del radiólogo que lee la prueba. En estos momentos, los estudios obtenidos con la TC y las IRM pueden ayudar a aclarar el alcance de lo que se conoce como *endometriosis infiltrante profunda*, que se muestra invasiva por debajo de la capa delgada de tejido que recubre las estructuras pélvicas. La IRM también puede ser útil para evaluar la posible presencia de adenomiosis, fibromas y endometriomas.

En conclusión

Es necesaria una evaluación exhaustiva de la paciente con dolor pélvico que pueda padecer endometriosis. Es importante identificar posibles problemas coexistentes con esta enfermedad para poder hacer un diagnóstico completo y preciso.

En general, se puede realizar un diagnóstico presuntivo de endometriosis sin acudir a la cirugía. A menudo se abordan primero los problemas asociados que pueden tratarse de forma no invasiva, si el dolor no es debilitante. Dependiendo de cómo responda la paciente al tratamiento y de la gravedad del dolor, es posible que no requiera cirugía o un diagnóstico definitivo de endometriosis. Si no mejora adecuadamente o si su dolor interfiere en su capacidad de manejarse normalmente, o si es intenso, es necesario realizar una laparoscopia y practicar la escisión amplia adecuada para tratar y erradicar de manera efectiva la endometriosis y las afecciones anatómicas asociadas.

Capítulo 4

Fisiopatología y factores concomitantes

Las teorías más conocidas sobre la endometriosis

En la actualidad no sabemos qué causa la endometriosis. Al considerar el origen y la manifestación de una enfermedad, debemos tener en cuenta los factores que determinan si alguien la padecerá o no, y, entre aquellos que ya la hayan desarrollado, los factores que determinan la gravedad de dicha enfermedad (lo sintomática, agresiva e invasiva que puede ser y lo generalizada que puede estar).

Se han propuesto varias teorías sobre el origen de la endometriosis. El objetivo de una teoría centrada en los orígenes es presentar una explicación que se ajuste adecuadamente a todo lo que se sabe sobre ella. En general, la teoría que mejor se ajusta a los hechos se adopta y utiliza para elaborar tratamientos y predecir resultados. Si con el tiempo pasa a disponerse de información nueva, la teoría que mejor se ajustaba puede relegarse o reemplazarse por otra; o puede modificarse para que incluya los nuevos hallazgos.

Teoría de la menstruación retrógrada, de Sampson

Tal vez una de las teorías más populares y persistentes acerca del origen de la endometriosis es la de la menstruación, el transporte y la implantación retrógrados. Según esta teoría, ocurriría que parte del tejido endometrial fluiría hacia atrás a lo largo de las trompas de Falopio durante la menstruación, entraría en la cavidad pélvica y daría lugar a implantes en la superficie de las estructuras pélvicas.

Recidiva y empeoramiento

La teoría de la menstruación retrógrada predice que la enfermedad reaparecerá después de la intervención quirúrgica y empeorará con el tiempo con cada flujo menstrual. Sin embargo, se ha constatado que la escisión quirúrgica es efectiva para erradicar la endometriosis en la mayoría de las pacientes, y que la recidiva propiamente dicha es infrecuente. Los estudios que han examinado el alcance de la enfermedad entre pacientes de distintas edades no han encontrado un incremento de esta relacionado con el transcurso del tiempo.

La menstruación retrógrada, sin embargo, es un fenómeno habitual, que afecta al 90 % de las mujeres, mientras que solo el 10 % de estas se ven afectadas por la endometriosis. Además, el material del reflujo contiene solamente depósitos mínimos de tejido endometrial. Si bien el tejido de la endometriosis es similar al del endometrio, no es idéntico al tejido que recubre el útero, lo que sugiere que no es el mero resultado de un autoimplante.

Otros fenómenos sobre la enfermedad que no pueden explicarse adecuadamente mediante esta teoría incluyen la presencia de tejido endometriósico en fetos femeninos nacidos muertos, en mujeres cuyo útero no es funcional y en un pequeño número de hombres que reciben tratamiento para el cáncer de próstata.

Teoría de la disfunción inmunitaria

Las investigaciones revelan que las mujeres con endometriosis tienen un mayor riesgo de sufrir diversos trastornos autoinmunes, como alergias, lupus eritematoso sistémico, síndrome de Sjögren, artritis reumatoide y esclerosis múltiple. Sobre la base de este hallazgo, se desarrolló una teoría híbrida que amplía la teoría de la menstruación retrógrada de Sampson. Como se mencionó anteriormente, la menstruación retrógrada afecta al 90 % de las mujeres aproximadamente, mientras que solo una minoría desarrolla endometriosis. Se ha formulado la hipótesis de que una disfunción inmunitaria subyacente interfiere en la capacidad natural del cuerpo de extraer de la zona pélvica el tejido del reflujo; esto permite que dicho tejido se establezca y prolifere, el resultado de lo cual es la endometriosis.

Esta línea de argumentación sufre muchas de las mismas limitaciones que la teoría original de la menstruación retrógrada. Si bien los trastornos autoinmunes son más comunes en las mujeres con endometriosis, muchas de las que sufren esta enfermedad no presentan ninguno de estos trastornos. Otra pregunta importante es si la disfunción inmunitaria realmente precede a la aparición de la endometriosis o si es, en cambio, un resultado del proceso de esta enfermedad. La endometriosis desencadena una respuesta inmunitaria continua, que con el tiempo podría moderar o perturbar la función inmunitaria y alterar la propensión de la paciente a desarrollar trastornos autoinmunes.

> Si bien los trastornos autoinmunes son más comunes en las mujeres con endometriosis, muchas de las que sufren esta enfermedad no presentan ninguno de estos trastornos.

La desregulación inmunitaria se examina con mayor detalle más adelante.

Teoría de la mülleriosis

La teoría de la mülleriosis es la idea de que la endometriosis se establece durante el desarrollo embrionario y permanece inactiva hasta más tarde en la vida, cuando los cambios hormonales, como los que tienen lugar durante la pubertad o el embarazo, hacen que la enfermedad pase a estar activa y dé lugar a síntomas. Durante el desarrollo embrionario, se constituye un tejido que se diferencia para conformar los diversos órganos y estructuras pélvicos, incluidos los órganos reproductores. En las mujeres con endometriosis, algo sale mal durante este proceso y el tejido endometrial, que debería encontrarse tan solo en el interior del útero, termina desarrollándose en otros lugares.

Para hacer una analogía, piensa en un chef que está siguiendo una receta para elaborar una cena completa. Dispone de todos los ingredientes necesarios, pero la receta contiene errores y algunos de los ingredientes que pertenecen al aperitivo terminan en el postre y algunos ingredientes destinados al postre terminan en el plato principal. En el desarrollo de los órganos reproductores, los genes *Hox* determinan la ubicación de los distintos tejidos. Es posible que la presencia de anomalías en estos genes, ya sean espontáneas o hereditarias, den lugar a errores de codificación que a su vez conducen a la presencia de tejido endometrial aberrante fuera del útero.

La teoría de la mülleriosis puede explicar por qué se ha observado la enfermedad en bebés y niñas prepúberes, así como la presencia de otros tipos de tejido aberrante que pueden estar presentes además del endometriósico; por ejemplo, cuando un tejido similar al del cuello uterino se encuentra fuera del útero tenemos la afección conocida como endocervicosis, y cuando un tejido similar al revestimiento de las trompas de Falopio está presente fuera de estos conductos tenemos la afección conocida como endosalpingiosis. Esta teoría también podría ayudar a explicar el patrón único de la enfermedad, es decir, por qué suele estar más presente en unas ubicaciones que en otras. Curiosamente, hay un patrón de anormalidades y anomalías que son significativamente más habituales en las pacientes con endometriosis: anomalías uterinas y del tracto urinario, adenomiosis, fibromas y bolsillos peritoneales, entre otras. Este conjunto de irregularidades podría explicarse por un mismo patrón subyacente de errores de codificación que se manifiesta durante el desarrollo embrionario.

> La teoría de la mülleriosis puede explicar por qué se ha observado la enfermedad en bebés y niñas prepúberes, así como la presencia de otros tipos de tejido aberrante que pueden estar presentes además del endometriósico.

Teoría del resto embrionario

La teoría del resto embrionario propone que las células de origen mülleriano pueden persistir dentro de la cavidad peritoneal y, en determinadas circunstancias, inducir la formación de tejido endometriósico. Se trata de un remanente de tejido embrionario que persiste más allá de la fase embrionaria del desarrollo. Las células de origen mülleriano son las células embrionarias que originalmente formaban los conductos de Müller, una estructura que en una fase posterior se diferenciaba en los órganos reproductores femeninos (concretamente, las trompas de Falopio, el útero y parte de la vagina). De todos modos, se desconoce si estas células pueden realmente persistir más allá de la vida temprana.

Teoría de las células madre

Una teoría reciente es que la endometriosis surge de las células madre endometriósicas ubicadas fuera del útero. Las células madre son células indiferenciadas que albergan el potencial de regenerarse y producir células «hijas» más diferenciadas. Según esta teoría, las células madre ubicadas en la zona pélvica pero fuera del útero provocan la regeneración y diferenciación de las lesiones endometriósicas. Estas mismas células desempeñan un papel en la regeneración mensual del tejido endometrial, dentro del útero, después de cada flujo menstrual.

Teoría de la diseminación linfática y vascular

En casos raros, la paciente presentará endometriosis en lugares lejanos, como el pulmón, el cerebro o incluso el ojo. Una explicación para este fenómeno es que pequeñas cantidades de tejido endometriósico pueden esparcirse por todo el cuerpo a través del sistema linfático y vascular. Sin embargo, no está claro cómo tendría lugar este proceso; quizá una explicación más plausible sería que la enfermedad se presenta en estos sitios distantes a causa de un proceso de metaplasia celómica (la transformación de células o tejidos de un tipo en otro).

Teoría de la metaplasia celómica

La metaplasia celómica se basa en la idea de que cualquier célula del cuerpo tiene el potencial de convertirse en cualquier otra célula. Todas las células tienen el mismo código genético básico, pero se distinguen por las distintas formas en que este se expresa. La expresión del código genético de cualquier célula dada puede estar influenciada por una serie de factores (como inflamaciones, la exposición a toxinas y la curación de heridas).

En el caso de la endometriosis, la teoría de la metaplasia celómica sostiene que el material genético de una célula o grupo de células (tejido) pasa a expresarse de forma diferente, lo que provoca que el tejido se transforme en endometriósico. Esta teoría podría explicar la aparición de la enfermedad en sitios distantes del cuerpo, el tejido cicatricial endometriósico y la presencia de la endometriosis en hombres que reciben tratamiento para el cáncer de próstata.

Otras teorías y factores concomitantes

La genética

En el contexto de nuestra práctica médica, hemos atendido a muchas mujeres que tienen madres, hermanas o abuelas a las que les han diagnosticado endometriosis o que presentan síntomas similares. De hecho, se ha estimado que entre el 5 y el 7 % de las mujeres que tienen un familiar de primer grado con endometriosis también la padecerán, y que sus síntomas serán más graves que en el caso de las mujeres sin este vínculo genético con la enfermedad. A lo largo de los años se ha especulado con que la endometriosis puede tener un componente genético.

Algunos ejemplos de genes específicos que se han estudiado en relación con la endometriosis son el *CYP1A1*, el *CYP19*, el *GSTM1*, el *NAT2* y el *COMT*. El *CYP1A1* y el *CYP19*, que son enzimas en el sistema de desintoxicación del citocromo *P450*, desempeñan un papel importante en la fase I de desintoxicación que lleva a cabo el hígado. Si estos genes experimentan mutaciones, ello puede reducir la degradación saludable de los estrógenos y las toxinas ambientales.

Los genes *GSTM1* y *NAT2* son enzimas de conjugación que actúan en la fase II; ayudan a desintoxicar el organismo de sustancias químicas, medicamentos, toxinas ambientales (como el bisfenol A o BPA), el estrógeno y el estrés oxidativo. Las investigaciones han demostrado un aumento del cáncer en quienes presentan mutaciones en estos genes. Además, el GSTM1 está involucrado en la reparación del tejido que recubre los ovarios del daño causado por sustancias químicas, medicamentos, toxinas ambientales y el estrés oxidativo. Las mutaciones del *GSTM1* y el *NAT2* pueden dar como resultado una mala degradación de los estrógenos y daño tisular debido a las toxinas.

El *COMT* es una enzima involucrada en el metabolismo de los estrógenos y los neurotransmisores conocidos como catecolaminas, entre los que se encuentran la dopamina, la adrenalina y la noradrenalina. Las alteraciones en el gen *COMT* pueden provocar una menor degradación de los estrógenos y perturbaciones en el estado de ánimo. Los estudios también muestran que el umbral de dolor se reduce con esta mutación genética.

Durante un tiempo creímos que la genética determinaba el destino de nuestra salud. De hecho, muchos profesionales de la medicina siguen creyéndolo. Pero si bien es cierto que nacemos con un código genético específico, ahora estamos aprendiendo que lo que llamamos *epigenética* puede ser aún más importante. La epigenética, o la forma en que se expresan nuestros genes dependiendo de su interacción con el entorno que los rodea, parece tener un mayor impacto en nuestra salud que los genes que nos hacen ser lo que somos. Se puede pensar en los genes como en los libros de una biblioteca, y en la epigenética como en la tarea de lectura que nos dice qué libros se deben leer. Aquello a lo que exponemos nuestros genes puede influir sobre si desarrollaremos un problema de salud crónico, como la endometriosis, y sobre la velocidad y calidad de nuestro envejecimiento. Las instrucciones epigenéticas se transmiten a través de varias generaciones como mínimo; en consecuencia, no solo estamos hablando de los efectos de nuestro propio entorno. Aquello a lo que estuvieron expuestos los genes de nuestras madres y abuelas también son factores que cuentan; su entorno no solo cambió su expresión genética, sino que además puede tener como resultado un cambio en la expresión de nuestros genes.

Un ejemplo de cambio epigenético es la mutación del gen *GATA2* a *GATA6*, cuya consecuencia es la resistencia a la progesterona y el desarrollo de la endometriosis. Este cambio puede tener lugar tanto si el gen del individuo experimenta una mutación genética como si no; el entorno y la exposición a toxinas son factores igual de importantes o más.

Lo que revelan los estudios
¿Son mutaciones genéticas la causa?

Además de limitarse a observar las tendencias familiares en relación con la enfermedad, los investigadores también están trabajando para descubrir las mutaciones genéticas que puedan explicar la etiología (la causa) de la endometriosis. Las investigaciones han demostrado que el endometrio de una mujer con endometriosis es significativamente diferente del de aquellas que no sufren la enfermedad; en él se produce un crecimiento celular más agresivo y la aromatasa tiene una mayor expresión (la aromatasa es fundamental en la biosíntesis de los estrógenos; por tanto, su mayor expresión conduce a una mayor producción de estas hormonas). Las mujeres con endometriosis también parecen tener células endometriales que pueden unirse y convertirse en una lesión más fácilmente que en el caso de las que no presentan la enfermedad. Además, el endometrio de la mujer con endometriosis parece contener más enzimas que facilitan la implantación de tejido endometrial en lugares externos al útero y la formación de lesiones. Estas alteraciones fisiológicas pueden ser el resultado de mutaciones genéticas.

Cada vez hay más pruebas de que la endometriosis, como muchos otros problemas de salud crónicos, es una enfermedad epigenética. Las sucesivas investigaciones van sugiriendo que nuestros genes no son nuestro destino y que tenemos mucho poder sobre nuestra salud. Esta es una gran noticia y es, en parte, la razón por la que hemos escrito este libro. El capítulo seis contiene consejos sobre cómo reducir la carga tóxica del organismo y sobre cómo regular ligeramente al alza los procesos naturales de desintoxicación del cuerpo. Además, las directrices dietéticas que exponemos a partir del capítulo doce están concebidas para alentar la expresión genética saludable al proporcionar nutrientes para una función enzimática óptima y sustancias químicas que «hablan» a los genes para optimizar la salud.

> Cada vez hay más pruebas de que la endometriosis, como muchos otros problemas de salud crónicos, es una enfermedad epigenética. Las sucesivas investigaciones van sugiriendo que nuestros genes no son nuestro destino y que tenemos mucho poder sobre nuestra salud.

Las toxinas ambientales

Las investigaciones indican que la incidencia de la endometriosis va en aumento y que actualmente se presenta a una edad cada vez más temprana. Un estudio realizado en 1998 por la Asociación de Endometriosis reveló que entre 1980 y 1998 el dolor pélvico había aumentado en un 23 % entre las chicas de menos de quince años. Además, estaba apareciendo cada vez más prematuramente e incluía una mayor variedad de síntomas.[1]

Existe la posibilidad de que los síntomas de la endometriosis se manifiesten a una edad más temprana como resultado del hecho de que la pubertad se está presentando antes. Casi el 50 % de las niñas afroamericanas y el 15 % de las niñas de raza blanca comienzan a desarrollar pechos y vello púbico a los ocho años de edad. El inicio de la pubertad está marcado por un aumento de las hormonas como los estrógenos. Dado que la endometriosis se ve impulsada por los estrógenos, es fácil imaginar que los años adicionales de exposición a estas hormonas puedan estar afectando a la salud de las mujeres.

Se ha propuesto la mayor exposición que sufrimos a una diversidad de contaminantes ambientales como explicación al inicio más temprano de la pubertad y la endometriosis. Los estudios experimentales en animales y los estudios epidemiológicos en humanos sugieren una mayor incidencia y gravedad de la endometriosis debido a la exposición a sustancias químicas tales como los compuestos organoclorados, el DDT, el mírex, el toxafeno, los bifenilos policlorados (también llamados PCB, por sus siglas en inglés), el pentaclorofenol y las dioxinas.

Las dioxinas y los compuestos similares son algunas de las sustancias químicas más tóxicas que se sabe que existen en la actualidad y representan una grave amenaza para la salud pública (consulta el siguiente recuadro de la serie «Lo que revelan los estudios»). Se encuentran en un grupo de contaminantes altamente tóxicos conocidos como contaminantes orgánicos persistentes y están relacionados con la aparición del cáncer, problemas reproductivos y del desarrollo, daños al sistema inmunitario y trastornos hormonales.

Lo que revelan los estudios

Las dioxinas

Parece que no hay un nivel seguro de exposición a las dioxinas, y aunque hay organismos competentes, como la Agencia de Protección

Ambiental estadounidense, que han trabajado para reducir drásticamente la liberación de dioxinas en el medioambiente, siguen siendo omnipresentes. *Dioxina* es un término general que describe un grupo de cientos de sustancias químicas que tardan décadas en degradarse en el entorno. Se forman como subproductos de muchos procesos industriales en los que se utiliza el cloro, como son la incineración de desechos; la fabricación de productos químicos, plaguicidas y plásticos de cloruro de polivinilo (PVC); la quema doméstica de residuos, y el blanqueo de pulpa y papel. La dioxina fue la toxina principal que se utilizó en la fabricación del agente naranja. El 98 % de nuestra exposición a las dioxinas tiene lugar a través del suministro de alimentos, y las principales fuentes son el consumo de carne de vacuno, pescado, aves y productos lácteos. Además, la exposición puede tener lugar a través del aire que respiramos, el agua que bebemos y el contacto con productos de papel blanqueado, incluidos los tampones y las compresas hechos de algodón blanqueado, que contiene pequeñas cantidades de dioxinas.

Las dioxinas y otras toxinas se acumulan en nuestro cuerpo y se concentran en los tejidos grasos. Alteran la expresión génica y especialmente los genes implicados en el metabolismo hormonal y los factores de crecimiento. Esto altera la reproducción, la función endocrina u hormonal y la inmunidad, lo que puede provocar disfunción inmunitaria, cambios en la microbiota intestinal, un aumento de la inflamación y un crecimiento anormal de las células.

Otras sustancias químicas que tienen un comportamiento similar a las dioxinas y presentan amenazas similares para nuestra salud son los bifenilos policlorados o PCB. Consisten en la culminación de varios compuestos clorados individuales que fueron muy utilizados entre 1929 y 1977 como refrigerantes y lubricantes en transformadores, condensadores y otros equipos eléctricos. En 1977, estas sustancias químicas fueron prohibidas debido a que no se descomponen fácilmente en el medio ambiente. De hecho, actualmente siguen estando presentes en nuestro entorno y se han acumulado en nuestra cadena alimentaria. Los alimentos más contaminados son el pescado y la carne.

Sabemos que estas sustancias químicas son peligrosas para nuestra salud, pero también hay cada vez más pruebas de que la exposición a las dioxinas y los PCB puede estimular el desarrollo de la endometriosis como resultado del aumento de la inflamación crónica, la mayor síntesis de estrógenos y una alteración del engrosamiento y el desprendimiento mensual del endometrio (en condiciones normales, el engrosamiento y el desprendimiento adecuados impedirían el desarrollo de la endometriosis).

Otra toxina de la que quizá hayas oído hablar es el bisfenol A, usualmente abreviado como BPA. Muchos de los lectores ya habrán reducido el uso de plásticos en un intento de disminuir su exposición a esta toxina. El BPA y los ftalatos se usan en la fabricación de muchas botellas de plástico destinadas a contener agua para beber y en la fabricación de envases de plástico para alimentos. Ambas sustancias químicas se han asociado con daños a la salud reproductiva y al desarrollo, y con tasas de endometriosis más elevadas. El BPA tiene una estructura similar a los estrógenos y puede comportarse como ellos; sin embargo, el cuerpo tarda mucho más en metabolizarlo. Se puede unir a los receptores de estrógenos, estimular la producción de estas hormonas y aumentar la secreción de gonadotropina, todo lo cual puede estimular la proliferación de la endometriosis y agravar los síntomas.

Las toxinas que comemos

Nuestras fuentes de alimentación pueden serlo también de toxinas. Informarnos mejor acerca de la procedencia de los alimentos y la forma en que han sido cultivados o criados y adaptar nuestros hábitos de compra y consumo a estas informaciones puede reducir la cantidad de toxinas que ingiramos. Por ejemplo, los organopesticidas —incluidos los fungicidas aromáticos y los hexaclorociclohexanos— utilizados en las frutas y verduras de cultivo convencional se han vinculado a la patogénesis de la endometriosis. Elegir productos de procedencia orgánica puede reducir nuestra exposición a estas toxinas. Los organopesticidas también están presentes en otros tipos de alimentos, como el pescado, la carne y los productos lácteos, cuando los animales que comemos o de los que proceden estos productos han consumido vegetales afectados por estos pesticidas. Por tanto, comprar pescado salvaje y carne procedente de animales que han sido criados de forma responsable y que han comido hierba es otra forma de limitar nuestra exposición a estas sustancias químicas.

Un xenoestrógeno es un compuesto químico, ya sea natural o sintético, que tiene actividad estrogénica. El BPA, los PCB y los ftalatos son ejemplos de xenoestrógenos sintéticos, mientras que los fitoestrógenos como la soja son un ejemplo de xenoestrógenos de origen natural. Los micoestrógenos (un tipo de micotoxina producida por ciertos tipos de moho) son otra fuente de xenoestrógenos.

Consulta el capítulo seis para obtener ideas sobre cómo reducir la carga tóxica de tu organismo y desintoxicarlo progresivamente. En el capítulo once se enumeran varias hierbas y suplementos que pueden ser útiles para mejorar los procesos naturales de desintoxicación del cuerpo. Y las recomendaciones dietéticas que exponemos a partir del capítulo doce están concebidas para ayudarte a desintoxicarte de una manera suave y natural.

La inflamación crónica

Los estudios científicos demuestran claramente que la endometriosis es una enfermedad de tipo inflamatorio. Este hecho contribuye a la cantidad de dolor que experimentan mensualmente, o incluso a diario, las mujeres que la sufren. Se trata de un dolor real, afirmación que está avalada por las investigaciones actuales, que demuestran que las pacientes de endometriosis presentan niveles elevados de varios mediadores químicos involucrados en el proceso inflamatorio. Por ejemplo, las concentraciones de citocinas, histamina y quinina, marcadores importantes de procesos inflamatorios todas ellas, son más altas en las mujeres con endometriosis que en las que no padecen la enfermedad. Además, hay estudios que han demostrado que muchas mujeres con endometriosis tienen cantidades más altas de prostaglandina E2 (PGE2) en su líquido peritoneal que aquellas que no tienen la enfermedad. Se ha comprobado que la PGE2 incrementa la inflamación, la presencia de tejido endometriósico y el dolor en las mujeres con endometriosis.

La PGE2 también incrementa en gran medida la

Atención

Hay varias hierbas y suplementos que pueden ser útiles para reducir la inflamación (consulta el capítulo once). Algunos cuentan con mayor aval científico que otros en cuanto a sus efectos. Es importante que sepas, no obstante, que el hecho de tomar suplementos antiinflamatorios no puede sustituir a los cambios que debes efectuar en el estilo de vida y la alimentación. Por ejemplo, si sigues llevando una dieta alta en azúcares añadidos y demasiado rica en carbohidratos, si continúas ingiriendo alimentos cargados de pesticidas, hormonas y antibióticos y si sigues consumiendo agua envasada en botellas de plástico y enjabonando tu cuerpo a diario con productos químicos, puede ser que tomar un suplemento para desintoxicarte no sea una estrategia muy efectiva.

producción de estrógenos a través de una enzima llamada aromatasa. La aromatasa convierte la testosterona en estrógenos. Se encuentra en el tejido adiposo, el cerebro, la placenta, los vasos sanguíneos, la piel, los huesos y los ovarios. El hecho de que se encuentre en el tejido adiposo es una de las razones por las que algunos médicos aconsejan perder grasa como una estrategia para reducir la carga de estrógenos en las mujeres con endometriosis. Además, la aromatasa se puede encontrar en el tejido endometriósico (en los implantes endometriósicos), los fibromas uterinos, el cáncer de mama y el cáncer de endometrio.

Sí, lo has leído bien: tus implantes endometriósicos generan sus propios estrógenos, ¡los cuales son como abono para la endometriosis! (Esta es la razón por la cual el medicamento Lupron, la histerectomía con extirpación de los ovarios e incluso la menopausia no curan necesariamente la endometriosis o ni siquiera alivian el dolor provocado por esta).

Uno de los principales precursores de la formación de la PGE2 es el ácido araquidónico, un tipo de ácido graso elaborado en el cuerpo a partir de ciertos ácidos grasos omega 6 e incorporado directamente a través del consumo de carnes rojas grasas, yemas de huevo y vísceras. El cuerpo humano necesita un poco de ácido araquidónico, pero en exceso puede contribuir al aumento de la inflamación. Las decisiones alimentarias que equilibren los ácidos grasos omega 3, los ácidos grasos omega 6 saludables y las grasas saturadas saludables pueden ayudar a reducir la inflamación, el dolor y la producción excesiva de estrógenos. Las recomendaciones dietéticas que ofrecemos (a partir del capítulo doce) están pensadas para reducir la inflamación; ponemos el acento en las grasas equilibradas y saludables para que la producción de PGE2 sea limitada.

La oxidación

La oxidación se produce cuando un átomo o una molécula pierden un electrón. El proceso de oxidación tiene como resultado la formación de radicales libres, que son átomos a los que les falta uno de sus electrones. La pérdida del electrón hace que el átomo sea muy inestable, y no descansará hasta que pueda encontrar otro átomo estable al cual pueda robarle un electrón. En una situación saludable, se forman radicales libres para ayudar a matar virus y bacterias. Pero cuando los radicales libres se generan en exceso o no se controlan rápidamente, pueden causar una reacción en cadena descontrolada que da como resultado un daño significativo a células y tejidos sanos.

El proceso de oxidación

La formación de herrumbre es un ejemplo de proceso de oxidación. Compara la oxidación que tiene lugar en tu cuerpo con lo que le ocurre a una bisagra de metal que esté a la intemperie. La bisagra acumula herrumbre, deja de abrir y cerrar bien y empieza a deteriorarse y resquebrajarse.

Una fuente importante de radicales libres es el cuantioso oxígeno formado en nuestro cuerpo por parte de las *especies reactivas de oxígeno* (ERO). Nuestras células usan mucho oxígeno para generar energía, y las ERO se generan constantemente como parte del metabolismo celular normal. Dado que este tipo de ERO son un subproducto del metabolismo corporal, se conocen como ERO endógenas. Las ERO exógenas, por su parte, provienen de fuera del cuerpo; son ejemplos al respecto el peróxido de hidrógeno, los pesticidas, los xenobióticos (definidos como sustancias que son extrañas para el cuerpo, como el BPA que se encuentra en los plásticos) y el humo del tabaco.

Por otra parte, un antioxidante es una molécula que puede donar un electrón a un radical libre y, por tanto, tiene la capacidad de inhibir la oxidación de otras moléculas, lo cual detiene la reacción en cadena. Son ejemplos de antioxidantes la vitamina E, la vitamina C, el glutatión y los iones negativos procedentes del núcleo de la Tierra.

> Un antioxidante es una molécula que puede donar un electrón a un radical libre y, por tanto, tiene la capacidad de inhibir la oxidación de otras moléculas, lo cual detiene la reacción en cadena. Son ejemplos de antioxidantes la vitamina E, la vitamina C, el glutatión y los iones negativos procedentes del núcleo de la Tierra.

La apoptosis es la muerte celular programada o normal. Cuando una célula termina su trabajo y ya no es necesaria, pasa por la apoptosis. Esto contrasta con la célula que muere como resultado de un daño (a causa de una quemadura solar, por ejemplo) o una infección. Se ha demostrado que las mujeres con endometriosis presentan una mayor oxidación como resultado del tejido endometriósico apoptósico y los restos celulares del reflujo menstrual, todo lo cual causa una inflamación elevada. Además, se ha demostrado que producen una cantidad excesiva de ERO y parecen tener menos defensas antioxidantes que las que no padecen la enfermedad.

Estas investigaciones sugieren que las mujeres con endometriosis pueden necesitar un programa de apoyo de antioxidantes especialmente potente. Los consejos relativos al estilo de vida que se ofrecen en este libro —como estar descalzo en la tierra, lo cual constituye una fuente de iones negativos saludables, y ejercicios para mitigar la formación de ERO e incrementar los antioxidantes de forma natural— pueden incorporarse a la rutina diaria; ayudarán a reducir la cantidad de radicales libres presentes en el cuerpo. Muchos de los alimentos que recomendamos (a partir del capítulo doce) son fuentes importantes de antioxidantes. De hecho, los antioxidantes alimentarios pueden ser más beneficiosos que los suplementos, ya que en los alimentos suelen encontrarse en grupos que trabajan sinérgicamente, en lugar de individualmente. Además, puede ser que la suplementación sola no proteja contra las sustancias y otros factores productores de radicales libres, como las toxinas y el estrés.

La regulación del azúcar en sangre

Los altos niveles de azúcar en la sangre contribuyen enormemente a la inflamación. Las investigaciones no paran de constatar que el azúcar es perjudicial para la salud humana, sobre todo si se consume en cantidades excesivas. Existe un sitio web dedicado exclusivamente a los impactos negativos del azúcar sobre nuestra salud; recoge más de ocho mil estudios científicos al respecto (www.sugarscience.org). Es posible que te sorprenda saber que el consumo de azúcar puede incrementar tus posibilidades de desarrollar alzhéimer y cáncer, además de contribuir al envejecimiento prematuro de tu piel. Numerosos estudios han demostrado el acaecimiento de una inflamación aguda después de la ingestión o la infusión intravenosa de glucosa (azúcar).

Un estudio del 2002 aparecido en la revista científica *Circulation* demostró un aumento de los marcadores inflamatorios como la interleucina-6 (IL-6) y el factor de necrosis tumoral alfa (TNFα) después de una infusión de glucosa.[2] Estos marcadores favorecen de manera notable la inflamación y tienden a ser más altos en las mujeres con endometriosis.

Este estudio arrojó resultados particularmente interesantes cuando los investigadores infundieron simultáneamente glucosa y glutatión (un fuerte antioxidante). Con la protección antioxidante proporcionada por el glutatión, no vieron el aumento significativo de los marcadores inflamatorios que habían observado previamente. Esto sugiere que la inflamación aguda que se produce con el aumento de la glucosa en sangre puede deberse a la oxidación, al menos en parte.

Efectos de la ingesta excesiva de azúcar

- Fatiga
- Pérdida de memoria
- Mala circulación
- Músculos fatigados y doloridos
- Articulaciones rígidas y doloridas
- Arrugas
- Pelo canoso
- Empeoramiento de la visión
- Dolores de cabeza
- Sensibilidad al ruido
- Depresión
- Enfermedades e infecciones frecuentes

Anteriormente se había descubierto que las mujeres con endometriosis parecen sufrir una mayor cantidad de oxidación (ver el apartado anterior, «La oxidación») como resultado del tejido endometriósico apoptósico y los restos celulares del reflujo menstrual y de contar con menos defensas antioxidantes. Esto equivale a una reacción inflamatoria más intensa y exagerada cuando llevan una dieta alta en azúcar.

¡Cada vez que comes azúcar te estás oxidando por dentro! Llevar una dieta alta en azúcar empeorará sin duda los síntomas de tu endometriosis y lo más probable será que contribuya al proceso de la enfermedad.

El azúcar no es dañino solamente porque promueva la inflamación. Los niveles altos de glucosa también incrementan la secreción de insulina. Esto, a su vez, conduce a una disminución de la globulina fijadora de hormonas sexuales (SHBG, por sus siglas en inglés), responsable de unir hormonas libres como los estrógenos y la testosterona y transportarlas por todo el cuerpo. Actúa como un autobús con tus hormonas: si las hormonas están en este autobús, no pueden unirse a los receptores celulares e iniciar su acción. Cuando la SHBG es baja, hay más hormonas libres y disponibles para unirse a las células. Como se acaba de mencionar, entre estas hormonas se encuentran los estrógenos, lo cual significa que las mujeres con endometriosis tienen más estrógenos disponibles para que impulsen el proceso de la enfermedad.

Puedes estar pensando: «Yo no como caramelos ni dulces». Pero es importante recordar que los azúcares añadidos no se alojan solo en productos que es evidente que los contienen, como los caramelos, los productos horneados, las bebidas endulzadas y los postres. Los estadounidenses consumen, en promedio, 30 kg de azúcares añadidos cada año. Es posible que te sorprenda saber que los azúcares añadidos se encuentran entre los ingredientes del 74 % de los alimentos envasados.

> Puedes estar pensando: «Yo no como caramelos ni dulces». Pero es importante recordar que los azúcares añadidos no se alojan solo en productos que es evidente que los contienen

Aunque no consumas alimentos que contengan azúcares añadidos, tal vez te sorprenda saber qué otros tipos de alimentos son fuentes de azúcar. Todos los alimentos que contienen carbohidratos los descomponen en azúcar. Entre los alimentos ricos en carbohidratos se encuentran los cereales y todos los productos elaborados con ellos (¡sí, esto incluye la quinoa y el arroz integral!), las frutas, la leche, las verduras amiláceas y las legumbres. Si comes un plato de quinoa, por ejemplo, esta se descompondrá en glucosa (azúcar) y subirá

El azúcar tiene muchos nombres

A veces hay que ser un detective para poder averiguar si nuestros alimentos contienen azúcares añadidos. La web Sugar Science enumera sesenta y un nombres diferentes para el azúcar; algunos de ellos son *sirope de agave, malta de cebada, azúcar de remolacha, jugo de caña, caramelo, edulcorante de maíz, dextrosa, jugo de caña evaporado* y *fructosa.* (Encontrarás la lista completa, en inglés, en www.sugarscience.org/hidden-in-plain-sight).

tu nivel de azúcar en sangre, lo cual tendrá un efecto inflamatorio. Por supuesto, la quinoa tiene fibra y más proteínas que otros cereales; sin embargo, también es rica en carbohidratos. La clave es averiguar la cantidad de carbohidratos que uno puede tolerar sin que su nivel de azúcar en sangre suba demasiado.

El azúcar es más adictivo que la cocaína

Estudios llevados a cabo con ratas adictas a la cocaína han demostrado que prefieren claramente consumir azúcar antes que cocaína. Sabemos que tanto el azúcar como drogas adictivas como la cocaína estimulan los receptores de dopamina, que son el centro del placer del cerebro. Además, los estudios en los que se han utilizado técnicas de neuroimagen han demostrado cambios estructurales similares en el cerebro de individuos obesos y toxicómanos.

Azúcares añadidos

Incluso alimentos que se consideran saludables pueden estar llenos de azúcar. Compara la siguiente lista de cantidades de azúcar con una lata de refresco típica, que contiene once cucharaditas (46 g) de azúcar:*

- 227 ml de yogur endulzado: siete cucharaditas (29 g)
- 1 barrita de cereales: cuatro cucharaditas (15 g)
- 1 taza (250 ml) de cereal de salvado con pasas: cinco cucharaditas (20 g)
- 1 vaso (250 ml) de zumo de fruta: siete cucharaditas (30 g)

* Todas las cifras indican promedios.

Una forma de hacerlo es controlar el nivel de azúcar en sangre con un glucómetro antes de comer y volver a tomar la medida entre una hora y una hora y media después de haber comido. El nivel de azúcar en sangre no debería aumentar más de treinta puntos; si lo hace, has comido demasiados carbohidratos. Muchas personas no quieren pincharse los dedos y controlar su nivel de azúcar en sangre si no es médicamente necesario (como lo es en caso de diabetes). La mayoría tolera aproximadamente 20 g de carbohidratos en cada comida; no deberías superar este umbral. En la tercera parte de esta obra planteamos tres fases alimentarias para combatir la endometriosis; en la primera tu ingesta de hidratos de carbono debe ser especialmente exigua, mientras que en las fases dos y tres podrás experimentar con comer raciones más grandes de alimentos con un alto contenido en carbohidratos, como hortalizas de raíz.

Muchas personas son adictas al azúcar. Recomendamos una eliminación completa y radical de los azúcares añadidos en la dieta al menos durante unos meses, en lugar de limitar el consumo de dichos azúcares en función de la adicción que se tenga a ellos. Esto significa que no debes tener alimentos con azúcares añadidos en casa. Si los tienes, acabarás por comerlos, de la misma manera que un alcohólico acabará por tomar alcohol si lo tiene a mano. El campo de batalla es la tienda de comestibles: no compres nada que tenga azúcares añadidos.

Combatir el hábito del azúcar puede ser un desafío de por vida, al igual que un alcohólico tiene un desafío de por vida en la evitación del alcohol. A la larga, sin embargo, te motivará el hecho de empezar a sentirte mejor y descubrir todo un mundo de nuevos e increíbles sabores. Es posible que lo pases mal durante unos días o unas semanas, mientras te estés desintoxicando de tu adicción al azúcar. ¡No desistas! Considera la posibilidad de adaptar tu horario de modo que tengas más tiempo para dormir y descansar durante esta fase. Bebe mucha agua, toma baños con sales de Epsom y establece un sistema de apoyo, como una buena amiga a la que puedas llamar cuando necesites un empujoncito.

Lista de cosas por hacer

Cómo erradicar los azúcares añadidos y limitar los carbohidratos

1. Despeja tus armarios y tu nevera. Este es el paso más importante. Acabarás por comerte esa barra de caramelo escondida en el congelador.
2. No tomes bebidas endulzadas con azúcar (refrescos, zumos, bebidas energéticas…, cualquier cosa que tenga un sabor dulce). Esto incluye las bebidas endulzadas artificialmente, como los refrescos *light* y el agua con sabores. Se ha demostrado que los edulcorantes artificiales activan el mismo centro de placer del cerebro que el azúcar; sin embargo, como no producen una saciedad completa, incrementan los antojos de azúcar, lo que da lugar a una mayor ingesta de alimentos dulces a lo largo del día.
3. Retira todos los alimentos procesados de tu dieta. Si debes comerlos, asegúrate de leer las etiquetas y buscar los azúcares

añadidos, como los que figuran en el sitio web de Sugar Science (www.sugarscience.org/hidden-in-plain-sight). Además, busca los alimentos compuestos por cinco ingredientes o menos —estos ingredientes deben ser alimentos reales, no sustancias químicas—.

4. Limita la ingesta de fruta a dos raciones diarias de frutas con bajo contenido en azúcar, como limas, bayas orgánicas, manzanas verdes orgánicas y pomelos.
5. Llena el plato y el vientre con más verduras frescas. Crea un arcoíris en tu plato.
6. Incluye grasas saludables en cada comida, como las que proporcionan el coco, las aceitunas, el aceite de oliva, el *ghee*, los aguacates, los frutos secos y las semillas. Esta ingesta te hará sentir saciada durante más tiempo y te ayudará a estabilizar las fluctuaciones de azúcar en la sangre.
7. Incluye en cada comida entre 85 y 140 g (lo que cabe en la palma de tu mano) de proteínas, como pollo, pescado, carne de ternera alimentada con pasto, huevos y pavo.

Puede beneficiarte incluir más vitamina C en tu dieta o tomarla en forma de suplemento. Algunos ejemplos de alimentos ricos en vitamina C son los rábanos, las bayas orgánicas, el brócoli crudo y la col rizada.

Sigue las recomendaciones alimentarias para la endometriosis (que se exponen en la tercera parte) para llevar una dieta baja en azúcares y mantener los carbohidratos bajo control, con el fin de que ello te ayude a equilibrar los niveles sanguíneos de azúcar.

La desregulación inmunitaria

Muchos expertos en el campo de la medicina consideran que un sistema inmunitario desregulado es uno de los principales factores que contribuyen al desarrollo de la endometriosis, y hay numerosos estudios que respaldan esta teoría. Se cree que la mayoría de las mujeres experimentan cierto grado de menstruación retrógrada (el flujo inverso de sangre hacia la cavidad peritoneal) durante la menstruación. Esta sangre contiene fragmentos de tejido endometrial. Normalmente, un sistema inmunitario saludable limpia con facilidad este tejido y lo destruye, lo que impide que se implante y crezca fuera del útero. Para que este tejido endometrial se traslade al exterior del útero y prolifere fuera de lugar, primero debe ser capaz de sobrevivir al ataque del sistema inmunitario.

Cada vez hay más pruebas de que la vigilancia inmunitaria defectuosa y los defectos en las células inmunitarias innatas y adaptativas —específicamente los macrófagos, las células asesinas naturales y las células T citotóxicas, que normalmente destruyen estos fragmentos de tejido— pueden tener que ver con la pato-génesis de la endometriosis. Lo que ocurre se puede comparar a la actividad de un ejército que opere sin tropas de primera lí-nea o sin exploradores de caballería. Ese ejército no está prepa-rado para recibir los ataques enemigos y, como resultado, esos ataques son más fuertes y efectivos. El deterioro de la vigilan-cia inmunitaria evita que el sistema inmunitario de las mujeres con endometriosis pueda destruir y eliminar adecuadamente los fragmentos de tejido de la cavidad peritoneal, lo que lleva a un crecimiento desenfrenado del tejido endometriósico. Por ejem-plo, las células asesinas naturales parecen funcionar de manera diferente en ellas. Normalmente, estas células destruyen las cé-lulas que son su objetivo, como las células endometriósicas, me-diante la liberación de gránulos citoplasmáticos de proteínas. En las mujeres con endometriosis, esta actividad citotóxica aparece significativamente reducida, lo cual permite que los fragmentos endometriósicos se conviertan en lesiones en tejidos externos al útero.

Además, los macrófagos, que constituyen la defensa de pri-mera línea del sistema inmunitario innato, son más numerosos, pero parecen tener menos capacidad de destruir las células endometriósicas. Los macrófagos también inician la inflamación aguda y la producción de citocinas y quimiocinas locales, que desencadenan la cascada inflamatoria y la mantienen. Esta función de los macrófagos parece que se conserva en las pacientes de endometriosis, a pesar de que la función inmunitaria está mitigada. Esta combinación de la inflamación y mayores cantidades de tejido endometriósico da lugar a un mayor flujo sanguíneo, factores de crecimiento e inflamación tisular, lo que permite un ambiente óptimo para el crecimiento y la expansión de las lesiones endometriósicas. Otra diferencia que presenta el sistema inmunitario de las mujeres con endometriosis parece ser una menor presencia de la proteína de unión a la vitamina D_3. Un estudio publicado en 2011 mostró que quienes sufren esta enfermedad tienen una tasa significativamente más alta de defectos genéticos en esta proteína, la cual es necesaria para la activación de los macrófagos. Las mutaciones de este gen pueden constituir una explicación al hecho de por qué la actividad de los macrófagos es menor en las mujeres con endometriosis.

> **Otra diferencia que presenta el sistema inmunitario de las mujeres con endometriosis parece ser una menor presencia de la proteína de unión a la vitamina D_3.**

Por último, la actividad de las células T también parece estar reducida. Normalmente, las células T inician la muerte celular a través de la vía Fas/FasL. Sin embargo, en las mujeres con endometriosis, las células endometriósicas parecen ser resistentes a la muerte celular mediada por esta vía, la cual pueden incluso utilizar para atacar al sistema inmunitario. De nuevo, esto conduce a un crecimiento descontrolado y a la destrucción de tejido circundante por parte de los fragmentos endometriósicos que crecen fuera del útero. El resultado de todas estas alteraciones en el sistema inmunitario es dolor, malestar y sufrimiento.

Al igual que otros procesos corporales, el sistema inmunitario cuenta con un conjunto de controles y equilibrios que le permite regular y desactivar la respuesta inmunitaria. Esto es importante para mantener la homeostasis y controlar la inflamación. Un sistema inmunitario que no tenga la capacidad de autorregularse puede volverse hiperactivo y comenzar a atacar los tejidos del cuerpo, el resultado de lo cual es una enfermedad autoinmune.

En la regulación del sistema inmunitario juegan un papel importante las células T reguladoras (también llamadas Treg) y las hormonas. Las Treg son una subpoblación de células T importantes para la modulación del sistema inmunitario, la tolerancia continua de autoantígenos y la prevención de enfermedades autoinmunes. Inhiben el sistema inmunitario y ayudan a controlar las respuestas de este. Normalmente, la cantidad de células Treg es alta durante la fase folicular (la primera mitad del ciclo) de la menstruación y disminuye durante la fase lútea (la segunda mitad). En las mujeres con endometriosis, la expresión de las células Treg sigue siendo alta, y en realidad continúa aumentando, durante la fase lútea del ciclo menstrual. Puesto que las células Treg son inmunosupresoras, esta alteración permite que los fragmentos endometriósicos sobrevivan y se implanten fácilmente en tejidos externos al útero.

Para mejorar y potenciar el sistema inmunitario, puedes acudir a determinadas hierbas y suplementos (consulta el capítulo once), los cuales, recuérdalo, no pueden reemplazar a los cambios que debes llevar a cabo en el estilo de vida y la dieta. Por ejemplo, si sigues trabajando con el ordenador a altas horas de la noche, permaneces en espacios interiores todo el día y mantienes un horario de sueño errático, puede ser que no te sea de mucha ayuda tomar un suplemento para tener el sistema inmunitario saludable.

Lista de cosas por hacer

Cómo potenciar tu sistema inmunitario

Los seis comportamientos que se relacionan a continuación son la base de tu curación y de la mejora óptima de tu salud.

1. **Reduce el estrés.** La reducción diaria del estrés es fundamental para el sistema inmunitario (consulta el capítulo siete). Te recomendamos encarecidamente que incorpores prácticas de reducción del estrés en tu rutina diaria.
2. **Duerme lo suficiente.** Una buena cantidad y calidad de sueño es esencial para tener un sistema inmunitario fuerte y equilibrado (consulta el capítulo ocho).
3. **Muévete.** El ejercicio seguro y efectivo es importante para fortalecer el sistema inmunitario. El ejercicio te ayuda a construir tu ejército inmunitario (consulta el capítulo nueve).
4. **Desintoxícate.** Reduce tu exposición a las toxinas y practica una desintoxicación suave y continua para que ello te ayude a evitar el daño a tus genes y células inmunitarias (consulta el capítulo seis).
5. **Recárgate.** Carga el sistema eléctrico de tu cuerpo de modo que se potencie tu sistema inmunitario. A menudo no tenemos en cuenta la carga eléctrica de nuestro cuerpo y cómo repercute en nuestra salud, pero este es un factor importante para sanar y mantenerse sano (consulta el capítulo diez).
6. **Come bien.** Disfruta de una dieta que te ayude a desintoxicarte suavemente, que reduzca la inflamación y promueva la curación. En la tercera parte de este libro encontrarás pautas alimentarias, listas de alimentos y recetas concebidas para combatir la endometriosis.

Salud intestinal y disbiosis

Como ocurre con toda inflamación del intestino, la inflamación intestinal asociada a la endometriosis altera, generalmente, el equilibrio bacteriano en este órgano. Investigaciones efectuadas sobre la flora intestinal de primates *rhesus* hembra con endometriosis demostraron una inflamación intestinal más aguda y una menor cantidad de lactobacilos aeróbicos y bacterias gramnegativas (bacterias beneficiosas) que en el caso de los primates que no tenían la enfermedad.[3]

He aquí la razón por la que es tan importante tener el intestino equilibrado: la disbiosis (un desequilibrio en la microbiota intestinal) puede provocar trastornos de salud tales como mala digestión, mala absorción de nutrientes, inflamación crónica y una mayor prevalencia de infecciones gastrointestinales. La flora beneficiosa que vive en el intestino tiene muchas funciones importantes, incluida la eliminación de toxinas (metales, etc.); el metabolismo xenobiótico y de los fármacos; el equilibrio hormonal; el mantenimiento de la barrera intestinal; el metabolismo de nutrientes importantes, como las vitaminas K y B, y una digestión saludable. Las bacterias intestinales beneficiosas son importantes para protegernos de las infecciones. Evitan que los patógenos se queden en el intestino y produzcan sus propios antibióticos. Si en el intestino no tenemos las bacterias beneficiosas adecuadas, nuestras defensas están bajas, y el resultado suelen ser infecciones gastrointestinales crónicas y el deterioro y desregulación del sistema inmunitario.

Diversas exposiciones alimentarias y ambientales y los factores de estrés emocional pueden afectar a nuestra salud intestinal. Una dieta baja en fibra y verduras y alta en azúcares procesados, grasas no saludables y carnes procesadas (la llamada dieta estadounidense estándar) puede alterar negativamente la microbiota

> Una dieta baja en fibra y verduras y alta en azúcares procesados, grasas no saludables y carnes procesadas (la llamada dieta estadounidense estándar) puede alterar negativamente la microbiota intestinal, lo cual llevará a una menor presencia de las importantes bacterias beneficiosas.

intestinal, lo cual llevará a una menor presencia de las importantes bacterias beneficiosas.

La conexión entre el intestino y los estrógenos

El intestino es importante para la eliminación correcta de los estrógenos. Recuerda que estas hormonas pueden actuar como abono para el desarrollo de la endometriosis. Los estrógenos se metabolizan y conjugan (se convierten en una versión más segura y extraíble) en el hígado y luego se empaquetan en ácidos biliares para ser excretados a través de las heces. Cuando ingerimos una comida, especialmente una que contenga grasa, excretamos ácidos biliares en el intestino delgado para que ayuden a absorber la grasa, por lo que la bilis se une a la fibra que se elimina en nuestras heces.

Ciertas bacterias del intestino secretan una enzima llamada betaglucuronidasa, la cual separa la molécula de glucurónido de los estrógenos, y se genera una versión más tóxica de estos últimos. Básicamente, esta enzima deshace la importante asociación efectuada en el hígado, y esta variante más tóxica de los estrógenos se reabsorbe en la circulación en lugar de excretarse a través de las heces. En última instancia, esto contribuye a la carga total de estrógenos. Los lactobacilos, unas cepas de bacterias beneficiosas que se encuentran en grandes cantidades en el intestino grueso, reducen la actividad de la betaglucuronidasa. Recuerda que se descubrió que este tipo de bacterias están presentes en cantidades más bajas en los primates hembra con endometriosis.

Los alimentos genéticamente modificados, o transgénicos, también son problemáticos. El producto químico glifosato, que se encuentra en este tipo de alimentos, parece alterar negativamente la microbiota intestinal. El glifosato es un ingrediente activo del Roundup, un herbicida que se utiliza en los cultivos nacidos de semillas transgénicas. Se ha demostrado que el glifosato tiene un impacto negativo en las bacterias beneficiosas, lo que permite que las bacterias patógenas tengan la oportunidad de crecer en exceso y deteriorar la salud.

El doctor Samsel Seneff, experto en organismos genéticamente modificados (OGM), relaciona el consumo de alimentos cultivados a partir de OGM con el desarrollo de diversos problemas y enfermedades crónicas como el autismo, la obesidad, la enfermedad inflamatoria intestinal, la infertilidad, la depresión y las alergias. Comprar alimentos orgánicos o etiquetados como no modificados genéticamente puede reducir en gran medida la exposición a los alimentos transgénicos.

Los alimentos transgénicos más habituales

- El maíz y productos elaborados a partir de él (como el jarabe de maíz)
- La soja
- La semilla del algodón
- El aceite de canola
- El azúcar de remolacha

El uso de antibióticos es probablemente uno de los mecanismos más contundentes de destrucción y alteración de la microbiota (o flora) intestinal. Incluso el uso a corto plazo (durante siete días) de un antibiótico de amplio espectro se ha demostrado que daña las bacterias beneficiosas, y estos cambios microbianos pueden durar hasta dos años, si no más. Esto puede desembocar en una reducción de la diversidad bacteriana, lo cual perjudica en gran medida la salud y el bienestar. Además, el uso de antibióticos puede inducir mutaciones en las bacterias intestinales sanas, y esto conduce a la resistencia a los antibióticos.

La mayoría de las mujeres que vemos en nuestra consulta padecen molestias gastrointestinales. La causa del problema varía según el caso. De todos modos, hemos observado una mayor incidencia del denominado *sobrecrecimiento bacteriano en el intestino delgado* (SIBO, por sus siglas en inglés). El SIBO es un síndrome resultante de un número elevado o un tipo anormal de bacterias en el intestino delgado. Normalmente, la mayoría de las bacterias residen en el intestino grueso, y hay cada vez menos a medida que nos adentramos en el intestino delgado en dirección al estómago. Se ha observado una mayor incidencia del SIBO en las mujeres con endometriosis;[4] de hecho, en un estudio llevado a cabo con cincuenta participantes que sufrían esta enfermedad (este diagnóstico fue confirmado por laparoscopia), cuarenta dieron positivo en cuanto al SIBO. (Para conocer los síntomas y los factores de riesgo, consulta el próximo recuadro, «Síntomas y factores de riesgo del SIBO»).

La prueba más habitual para establecer la existencia del SIBO es una que mide la cantidad de hidrógeno y metano en el aire espirado. Se trata de una prueba simple, que se puede hacer en el consultorio del médico o con un kit de prueba en un laboratorio especializado.

Síntomas y factores de riesgo del SIBO

Estos son algunos de los síntomas típicos del sobrecrecimiento bacteriano en el intestino delgado, o SIBO:

- Hinchazón
- Flatulencias
- Dolor abdominal
- Diarrea
- Estreñimiento
- Pérdida de peso
- Aumento de peso
- Fatiga

- Dolor pélvico
- Esteatorrea (grasa en las heces)
- Malabsorción
- Eructos excesivos después de las comidas
- Problemas cutáneos, como la rosácea

• Déficit de hierro • Déficit de la vitamina B_{12}	• Déficit de vitamina D • Intestino permeable

Y estos son algunos de los factores de riesgo que pueden conducir a desarrollar el SIBO:

• Estreñimiento • Motilidad intestinal deficiente • Daño neurológico que afecta al intestino • Consumo frecuente de antibióticos • Indice bajo de bacterias beneficiosas • Adherencias o bloqueos en el intestino • Baja producción de ácido estomacal (esto incluye la que experimentan los individuos que consumen los fármacos conocidos como inhibidores de la bomba de protones)	• Consumo excesivo de alcohol • Fumar • Hipotiroidismo • Estrés crónico • Consumo frecuente de opiáceos (medicamentos para el dolor) • Cortisol permanentemente elevado • Disfunción de la válvula ileocecal (la válvula que hay entre el intestino delgado y el intestino grueso) • Consumo de la píldora anticonceptiva (posiblemente)

Algunas personas requerirán un apoyo probiótico continuo y selectivo a través de la dieta o una combinación de suplementos dietéticos y probióticos (consulta el capítulo once). Por ejemplo, si tienes una mutación (un polimorfismo) en el gen *FUT2*, puedes necesitar un probiótico de bifidobacterias a diario. Este gen regula la cantidad de bifidobacterias que crecen en el intestino. Una baja cantidad de estas incrementa el riesgo de padecer la enfermedad inflamatoria intestinal, trastornos autoinmunes e infecciones tales como la proliferación excesiva de la cándida. Si alguien presenta una mutación en este gen, es posible que no pueda albergar una cantidad saludable de bifidobacterias en el intestino sin tomar suplementos de forma continuada.

Otras personas que pueden necesitar una terapia probiótica diaria y selectiva son las que nacieron por cesárea, las que no fueron amamantadas durante un mínimo de seis meses y las que recibieron antibióticos en los primeros dos años de vida. El hecho de pasar a través de la vagina y el consumo de leche materna proporcionan una exposición fundamental a bacterias beneficiosas y a factores potenciadores del sistema inmunitario, y las investigaciones han demostrado un aumento en la tasa de enfermedades crónicas en niños y adultos que carecen de ellos.

El estrés y la salud intestinal

Hay pruebas claras de que el estrés puede afectar negativamente a la microbiota intestinal. Por ejemplo, se ha observado un descenso de los lactobacilos en los humanos durante los exámenes escolares, en los primates *rhesus* separados de sus madres y en ratones reubicados en una nueva jaula en la que no había comida ni agua. Todos estamos expuestos al estrés a lo largo de nuestra vida; aprender a mitigarlo y modificar la forma en que nuestro cuerpo reacciona a él puede ayudarnos a proteger a nuestros importantes amigos gastrointestinales.

Los antibióticos tomados en los primeros dos años de vida parecen ser especialmente perjudiciales para el desarrollo saludable de la microbiota e incrementan el riesgo de sufrir enfermedades crónicas. El uso de antibióticos en la primera etapa de la vida ocasiona desequilibrios en la flora intestinal, también conocidos como *disbiosis*. Esto puede conducir a la desregulación inmunitaria y a una mayor incidencia de patologías

Los antibióticos tomados en los primeros dos años de vida parecen ser especialmente perjudiciales para el desarrollo saludable de la microbiota e incrementan el riesgo de sufrir enfermedades crónicas.

crónicas como la obesidad, enfermedades autoinmunes, alergias y trastornos atópicos y enfermedades infecciosas (por ejemplo, las causadas por virus y por las cándidas).

Aumentar la cantidad de bacterias beneficiosas en el intestino puede ayudar a la eliminación saludable de los estrógenos, reducir la inflamación intestinal, mejorar la digestión, fortalecer el sistema inmunitario, favorecer la desintoxicación y ofrecer protección contra las infecciones intestinales. Equilibrar las bacterias intestinales por medio de la alimentación es un proceso que consta de tres pasos:

1. Equilibrar las bacterias intestinales y abordar el potencial desarrollo excesivo de las bacterias en el intestino delgado.
2. Tomar determinados alimentos para fomentar la multiplicación de las bacterias beneficiosas de una manera lenta y progresiva con el fin de asegurar la tolerancia alimentaria y la mitigación continua de los síntomas.
3. Añadir mayores cantidades de alimentos prebióticos para estimular aún más la proliferación y el fortalecimiento del ejército de bacterias beneficiosas.

Un factor muy importante pero a menudo descuidado para la salud intestinal y la correcta digestión es la alimentación consciente (*mindful eating*). Comer con conciencia es fundamental para el proceso digestivo. El solo hecho de pensar en los alimentos pone en marcha la digestión aumentando la salivación y la producción de jugos digestivos. Observar y oler los alimentos que estamos a punto de consumir estimula aún más este proceso. (Para obtener más información sobre la alimentación consciente, consulta el siguiente recuadro de «Lista de cosas por hacer»).

Lista de cosas por hacer

Cómo comer con conciencia para mejorar la digestión

1. **Asegúrate de estar relajada antes de empezar a comer.** Si comes con estrés, tu digestión se verá perjudicada. La respiración profunda, abdominal, es una excelente manera de relajarse; también activa el nervio vago, el cual coordina el sistema nervioso con el proceso digestivo. A menudo recomendamos cuatro rondas de la respiración 4-7-8 antes de las comidas. Encontrarás las instrucciones relativas a esta técnica en el capítulo siete.

2. **Mastica muy bien la comida.** Este es un primer paso importante para obtener una digestión saludable. Recomendamos masticar cada bocado entre treinta y sesenta veces, o hasta que se haya convertido en líquido. Esto facilita que las enzimas digestivas interactúen con los alimentos y descompongan los grandes complejos (por ejemplo, las proteínas) en moléculas fácilmente absorbibles, como los aminoácidos individuales. El solo hecho de masticar bien permite, en ocasiones, aliviar las molestias digestivas. Una de las mayores causas de acidez estomacal es no masticar lo suficiente los alimentos.

3. **Come con conciencia.** Abstente de comer mientras trabajas, responder correos electrónicos, miras la televisión o conduces.

4. **Sé aventurera.** Prueba nuevos sabores por medio del uso de hierbas y especias.

5. **Deja de comer tan pronto como te sientas llena.** No hay necesidad de que dejes el plato limpio. Comer en exceso puede ocasionar molestias digestivas y abrumar al cuerpo.

6. **Lleva una alimentación variada.** Comer lo mismo todos los días puede contribuir al desarrollo de intolerancias a los alimentos si se tiene el intestino dañado. Recomendamos alternar las fuentes de proteínas cada cuatro o cinco días y comer distintos tipos de hortalizas.

Disfunción mitocondrial

Las mitocondrias son la fuente de energía de las células. Curiosamente, empezaron siendo bacterias, pero evolucionaron hasta llegar a actuar como el proveedor de energía del anfitrión. La función más importante de las mitocondrias es la respiración celular, el sistema que tiene la célula para producir el trifosfato de adenosina (ATP, por sus siglas en inglés), la moneda energética de nuestro cuerpo. La energía se obtiene por medio de la oxidación (descomposición) de las proteínas, carbohidratos y grasas en ATP. Además de producir energía, las mitocondrias también ayudan a la constitución de hormonas como la testosterona y los estrógenos, la generación de enzimas para la desintoxicación, la biosíntesis de lípidos y pirimidinas, el metabolismo de los metales, la homeostasis y el flujo del calcio, la síntesis de neurotransmisores, la producción de calor y la secreción adecuada de insulina. Este importante orgánulo celular desempeña un papel fundamental en la apoptosis o muerte celular programada. Si la mitocondria resulta dañada, esto puede afectar a la función orgánica y conducir a un crecimiento celular irregular. De hecho, se especula con que varios problemas de salud —como el cáncer, la diabetes, la fibromialgia, la enfermedad bipolar, el envejecimiento acelerado, la ansiedad y el síndrome de fatiga crónica— podrían ser el resultado de la disfunción o el daño mitocondrial.

Lo que revelan los estudios
El papel del ADN en la endometriosis

Las mitocondrias tienen una pequeña cantidad de su propio ADN (ADNmt), que es esencial para su normal funcionamiento. Pero este ADN puede presentar mutaciones genéticas y, además, es muy

susceptible a verse dañado por los radicales libres. Ya hemos hablado en este mismo capítulo, en el apartado dedicado a la oxidación,
del papel de esta y los radicales libres en lo que se refiere a la inflamación y la fisiopatología de la endometriosis. Los antioxidantes
pueden reducir en gran medida los radicales libres y proteger, así,
todas las células y el ADN que contienen.

Los estudios han revelado polimorfismos genéticos (mutaciones)
en el ADN mitocondrial, los cuales pueden hacer que se corra un
riesgo mayor de desarrollar endometriosis. Por ejemplo, la variante
16189 del ADNmt parece estar más presente en las pacientes de
endometriosis; es decir, una mujer con esta mutación genética presenta más probabilidades de padecer la enfermedad. También se ha
encontrado que las proteínas mitocondriales son diferentes en las
mujeres con endometriosis que en las sanas, y la calidad del ovocito
(un óvulo inmaduro que es rico en mitocondrias e importante para
la fertilización) es menor en ellas. Estas diferencias pueden afectar
tanto al proceso de la enfermedad como a la fertilidad.

Las mitocondrias desempeñan un papel clave en la activación del sistema inmunitario y el control de la respuesta inflamatoria. Son activadas por el daño celular debido a traumatismos,
toxinas (por ejemplo, pesticidas, metales pesados, BPA), medicamentos (por ejemplo, estatinas, antidepresivos, metformina,
antibióticos), radicales libres, estrés, falta de sueño e infecciones. Una vez que se produce esta activación, las mitocondrias
envían una señal para que el sistema inmunitario se ponga en
marcha, lo cual incluye el inicio de la cascada inflamatoria.

La inflamación no solo es dolorosa, sino que también da lugar a un círculo vicioso: daña las mitocondrias, lo cual afecta a la
función mitocondrial; esto, a su vez, ocasiona síntomas como
fatiga, debilitación del sistema inmunitario y aceleración del envejecimiento. Esto refuerza el argumento de que un sueño adecuado, la reducción diaria del estrés, una dieta apropiada, la

disminución de la carga tóxica y la erradicación de las infecciones crónicas es imprescindible para gestionar la endometriosis. El programa que se presenta en este libro brinda información sobre cómo reducir la exposición a las sustancias tóxicas, mejorar el sueño, comer para nutrir las mitocondrias e incrementar los antioxidantes y mitigar el estrés diario.

Aunque tu ADN mitocondrial presente mutaciones genéticas o tus mitocondrias estén dañadas, puedes reparar y optimizar la función mitocondrial y estimular la producción de mitocondrias. Estos objetivos pueden lograrse, por ejemplo, con determinadas estrategias alimentarias, como la dieta cetogénica (consulta el siguiente recuadro de «Preguntas frecuentes»), el ayuno o el ayuno intermitente.

> **Aunque tu ADN mitocondrial presente mutaciones genéticas o tus mitocondrias estén dañadas, puedes reparar y optimizar la función mitocondrial.**

El ayuno es otra estrategia. Por lo general, requiere unos pocos días de ayuno con agua pasar de quemar glucosa a quemar cetonas. Dicho ayuno debería ir seguido de la dieta cetogénica. Aunque hay muchas pruebas de que el ayuno puede mejorar la función mitocondrial, por lo general no lo recomendamos si la persona no está sana o si tiene una carencia nutricional. Muchas pacientes de endometriosis experimentan una gran fatiga y es habitual que no estén bien nutridas; en estas condiciones, un ayuno prolongado puede agravar estos problemas. A estas pacientes puede beneficiarlas más el ayuno intermitente.

Hay varias maneras de gestionar el ayuno intermitente. La que nosotros preferimos es limitar el consumo de alimentos dentro de una franja de tiempo que abarque solamente entre cuatro y diez horas diarias. Esto puede lograrse fácilmente tomando la primera comida a última hora de la mañana y la última comida a primera hora de la noche, lo que permite ayunar durante un lapso de doce a veinte horas cada noche. Otras personas prefieren hacer ayunos de veinticuatro horas uno o dos días a la semana con el fin de obtener beneficios para su salud. La forma más fácil de proceder en este caso consiste en tomar la última comida en algún momento entre las tres y las cinco de la tarde y después ayunar hasta la misma hora del día siguiente, permitiendo que gran parte del ayuno transcurra durante las horas de sueño. Tal vez estés pensando: «Pero ¡si basta con que esté unas pocas horas sin comer para que me sienta mareada, malhumorada y con poca energía!». Esto se debe, probablemente, a que tu azúcar en sangre va arriba y abajo como el pasajero de una montaña rusa. Cuando estés en cetosis, tendrás menos hambre y tu nivel de energía se mantendrá más estable.

Estas estrategias no son para todo el mundo. De todos modos, la dieta cetogénica y algún tipo de ayuno pueden ser muy terapéuticos, especialmente si la persona presenta una gran inflamación, si sus estrógenos preponderan y si sufre un daño neurológico. No te recomendamos la dieta cetogénica ni el ayuno si tienes la función tiroidea baja o disfunción suprarrenal, estás embarazada o dando el pecho, eres muy activa (especialmente si realizas entrenamientos frecuentes de alta intensidad), estás desnutrida, tienes antecedentes de cálculos renales o sufres la enfermedad de la vesícula biliar.

Preguntas frecuentes

P. ¿Qué es la dieta cetogénica?

R. Es una dieta muy baja en carbohidratos y muy rica en grasas que le permite al cuerpo usar grasas, en lugar de azúcar, como combustible. Puede ser muy sanador seguir esta dieta durante un breve período (entre uno y dos meses) o realizarla de forma cíclica, siempre que ello sea apropiado y siempre que la dieta se realice de la forma correcta. Con la ingesta de abundantes carbohidratos, nuestro cuerpo usa la glucosa como combustible. Los carbohidratos pasan por un proceso de oxidación para llegar a constituir fuentes de energía y se producen radicales libres. Además, la glucosa presente en la sangre puede ser objeto de glicosilación (un azúcar y una proteína se unen, lo que da lugar a una sustancia muy parecida al caramelo), lo cual ocasiona inflamación y causa daño a las paredes arteriales. Cuando el suministro de carbohidratos es limitado, el cuerpo pasa a usar las cetonas, un combustible más limpio. Se ha demostrado que un estado saludable de cetosis hace pasar hambre a las células cancerosas, induce la producción de mitocondrias, reduce la formación de radicales libres, incrementa la producción del ácido gammaaminobutírico (GABA, una sustancia neuroquímica calmante denominada también «Valium natural»), aumenta la tolerancia al estrés emocional y reduce la inflamación.

Además de los efectos positivos que tiene para la salud utilizar las cetonas como combustible, el hecho de que la dieta sea rica en grasas también es esencial para la construcción de unas membranas mitocondriales funcionales. Asimismo, la dieta cetogénica puede ayudar con el sobrecrecimiento bacteriano del intestino delgado (SIBO), habitual en las mujeres con endometriosis (consulta, en este mismo capítulo, el apartado «Salud intestinal y disbiosis» para obtener más información sobre el SIBO).

Además de la dieta, el ejercicio puede ser importante para mejorar la función mitocondrial, reducir la inflamación y ralentizar el proceso de envejecimiento. El ejercicio induce estrés en el cuerpo, el cual incrementa la cantidad de mitocondrias y la función de estas. Al igual que la restricción calórica (que se logra por medio del ayuno y el ayuno intermitente) y la cetosis, el ejercicio estimula la *proteína quinasa activada por AMP* (AMPK), que desencadena la producción de nuevas mitocondrias. La sobreingesta y la inactividad parecen reducir la actividad de la AMPK; en cambio, como hemos mencionado, de acuerdo con los estudios, el ejercicio regular parece estimularla. La AMPK también puede reducir la inflamación. Hemos incluido un capítulo completo sobre el ejercicio, el nueve, donde proporcionamos algunos ejemplos de programas de ejercicios para que empieces.

Atención

Si estás siguiendo la dieta cetogénica, ayunando o ayunando de forma intermitente, es muy probable que necesites consumir más carbohidratos si tienes estos síntomas:

- Dificultad para recuperarte después de hacer ejercicio
- Cese de la menstruación o ciclos irregulares
- Dificultades para dormir
- Agravamiento de la fatiga

Hay algunos nutrientes esenciales que pueden ser útiles para apoyar la función mitocondrial y proteger las mitocondrias, aunque es importante tener en cuenta que la suplementación destinada a ello no puede reemplazar los cambios que conviene llevar a cabo en el estilo de vida y la dieta. En el capítulo once encontrarás una lista completa de algunos de nuestros suplementos y hierbas favoritos que contribuyen a la salud y la función mitocondrial.

Desequilibrio hormonal

Al tratar el tema de la endometriosis, es importante ofrecer unas nociones básicas sobre el factor hormonal. De hecho, podría escribirse un libro completo sobre el papel de las hormonas en la fisiopatología de la endometriosis y la endometriosis como enfermedad. En este apartado vamos a tratar de forma sucinta la cuestión hormonal.

Es fundamental que exista un equilibrio entre las distintas hormonas: las hormonas sexuales (los estrógenos, la progesterona y la testosterona), las suprarrenales (el cortisol y la DHEA) y las tiroideas funcionan en armonía. Piensa en cada hormona como en un instrumento de una hermosa orquesta. Si un instrumento está desafinado, o suena mucho más fuerte que los demás, la melodía se verá alterada negativamente. Es por eso por lo que no es ventajoso enfocarse en una hormona específica, ni siquiera en los estrógenos. Tiene más sentido concentrarse en equilibrar estas hormonas. Esto implica normalmente mejorar la desintoxicación, adoptar estrategias dietéticas, reducir el estrés, hacer ejercicio y moverse, tomar determinadas hierbas y nutrientes y, ocasionalmente, acudir al reemplazo hormonal.

Una comprensión básica del metabolismo de los estrógenos es importante para el tratamiento y la gestión de la endometriosis. Se sabe que se trata de una enfermedad relacionada con estas hormonas; por lo tanto, modular la producción de estrógenos y mejorar su eliminación puede ayudar a frenar su avance o a evitar su recidiva después de la intervención quirúrgica. Como se mencionó anteriormente, podemos pensar en los estrógenos como en abono para la endometriosis, por lo que reducir la carga de estrógenos en la paciente puede ayudar a controlar la enfermedad.

Los estrógenos se producen cuando ciertas cantidades de testosterona y la androstenediona se convierten en estrona a través de un proceso llamado *aromatización*, que es facilitado por una enzima denominada *aromatasa*. Los ovarios, la placenta, el tejido adiposo, la piel, el cerebro y otros tejidos humanos contienen aromatasa. En los tejidos periféricos, la estrona se convierte en el tipo de estrógeno más activo, el estradiol.

El ciclo de veintiocho días de los estrógenos

En las mujeres premenopáusicas, los ovarios son responsables de la mayor parte de la producción de estrógenos, que se producen en cantidades variables según el ciclo menstrual. Los ovarios y la glándula pituitaria (ubicada en el cerebro) trabajan juntos para preparar al cuerpo para el embarazo cada mes. Si no se produce la fertilización, el resultado es la menstruación, que, como es bien sabido, tiene lugar cada veintiocho días, en promedio.

- El día 1 del ciclo menstrual es el primer día de sangrado completo (no de goteo). Los estrógenos están en su nivel más bajo.
- Los niveles de estrógenos ováricos aumentan gradualmente y alcanzan su punto máximo alrededor del día 12 o 14, durante la ovulación, cuando el óvulo no fertilizado se libera del folículo (el saco lleno de líquido del ovario que lo alberga).
- El cuerpo lúteo (el folículo roto) libera cantidades cada vez menores de estrógenos hasta alrededor del día 24, y si el óvulo no ha sido fertilizado, los niveles de estrógenos disminuyen rápidamente, lo que desemboca en la menstruación.

La presencia de estrógenos es una señal para que el revestimiento del útero adquiera mayor grosor. (Volveremos sobre esto cuando analicemos la relación de los estrógenos y la progesterona con el espesor del revestimiento uterino). Los estrógenos son tóxicos en grandes cantidades y, por tanto, el cuerpo tiene un sistema sofisticado para metabolizarlos y eliminarlos. A través del trabajo de una serie de enzimas presentes en el hígado, los estrógenos atraviesan por un proceso de cuatro pasos que da como resultado una diversidad de metabolitos de estrógeno. Estos metabolitos se aglutinan en la bilis y se excretan en el intestino delgado cuando se ingiere una comida. Los metabolitos de estrógeno se unen a la fibra en los intestinos y se eliminan en las heces. En las mujeres con endometriosis, hay indicios de que la producción de estrógenos está alterada y, muchas veces, de que la eliminación es deficiente. Se ha observado en ellas un aumento en la expresión de la aromatasa. Además, los implantes endometriósicos y los endometriomas tienen niveles elevados del ácido ribonucleico, «mensajero» de la aromatasa, y son capaces de producir sus propios estrógenos. Estos dos factores solos pueden dar como resultado una gran cantidad de abono para la endometriosis: los estrógenos.

> Si tienes sobrepeso, también se producirán estrógenos en el tejido adiposo, lo que aumentará aún más la carga de estas hormonas en tu organismo.

Para complicar aún más las cosas, la aromatasa puede ser estimulada por la prostaglandina E2, liberada principalmente por los macrófagos durante una respuesta inflamatoria. Recuerda que los macrófagos se encuentran en mayores cantidades en las mujeres con endometriosis. Y aquí hay más malas noticias: los estrógenos inducen la formación de PGE2, lo cual da lugar a un círculo vicioso. Si tienes sobrepeso, también se producirán estrógenos en el tejido adiposo, lo que aumentará aún más la carga de estas hormonas en tu organismo.

> Si aumenta la producción de estrógenos, metabolizarlos y desintoxicarse de ellos pasa a ser fundamental para reducir su carga total.

Si aumenta la producción de estrógenos, metabolizarlos y desintoxicarse de ellos pasa a ser fundamental para reducir su carga total. En el ámbito de la genética, se han observado diferencias en genes importantes para la metabolización de los estrógenos en mujeres con endometriosis, lo que puede ocasionar un incremento de las cantidades de estas hormonas. Por ejemplo, estas mujeres parecen presentar con mayor frecuencia mutaciones en los genes *CYP2C19* y *HSD17B1*, asociados con la metabolización de los estrógenos. El *CYP2C19* codifica las enzimas del sistema de desintoxicación del citocromo P450, las cuales están implicadas en la primera fase de la metabolización de los estrógenos en el hígado. Si la función de esta enzima está reducida, el resultado es una cantidad elevada de estrógenos en circulación. Otro ejemplo es el *COMT*, que elimina los estrógenos por hidroxilación en la segunda fase de la metabolización de los estrógenos en el hígado. Observa que ambos ejemplos ponen de manifiesto el papel clave del hígado. Este órgano es el principal lugar en el que se produce la desintoxicación de las hormonas, las toxinas, el amoníaco, la mayoría de las drogas y los medicamentos y el alcohol. Por tanto, apoyar la labor de desintoxicación del hígado y limitar tu exposición a las sustancias tóxicas juega un papel muy importante en la metabolización de los estrógenos.

Cómo maneja las toxinas tu hígado

El hígado solo tiene una cierta cantidad de las enzimas y nutrientes clave necesarios para la desintoxicación. Piensa en tu hígado como un cubo que tiene un orificio en la parte inferior, en el que se vierte una solución muy viscosa de toxinas, incluidos los estrógenos. El cubo contiene enzimas cuya finalidad es descomponer el espeso líquido en un líquido acuoso, lo que permitirá que fluya fácilmente a través del agujero. Siempre que la cantidad de líquido espeso que se vierta en el cubo no supere la velocidad a la que es descompuesto en agua, el cubo no se desbordará. Sin embargo, si el líquido se vierte demasiado rápidamente, o si no hay suficientes enzimas para

> transformarlo en un líquido poco denso, la solución se desbordará. En tu cuerpo, las cosas funcionan de la misma manera: si estás expuesta a más toxinas, como los estrógenos, de las que puede desintoxicar tu hígado, se acumularán en tu cuerpo, causarán daños y tu salud se verá perjudicada.

La progesterona es un ejemplo de hormona que, cuando está en equilibrio con los estrógenos, mantiene la armonía. Evita el crecimiento del endometrio impulsado por los estrógenos al evitar el engrosamiento continuo del revestimiento uterino durante la fase lútea (o segunda mitad) del ciclo menstrual. Si los niveles de estrógenos continúan predominando en esta fase, el revestimiento del útero será más grueso, lo que probablemente dará lugar a menstruaciones más pesadas y dolorosas. Muchas mujeres con endometriosis parecen ser resistentes a la progesterona, lo que contribuye a la supervivencia y proliferación del tejido endometrial fuera del útero.

Además, la progesterona activa una enzima llamada 17b-HSD de tipo 2, que convierte el estradiol (el tipo de estrógeno más activo) en estrona (un tipo de estrógeno significativamente menos activo). El resultado es un incremento del estrógeno activo, que puede contribuir a un aumento de la concentración de estradiol y a la proliferación de las lesiones endometriósicas.

El cortisol es fundamental para nuestra supervivencia. Sin embargo, como en el caso de otras hormonas, necesitamos la cantidad justa; ni demasiado, ni demasiado poco.

Los estrógenos también tienen una relación íntima con las hormonas del estrés suprarrenal, como el cortisol. El cortisol es fundamental para nuestra supervivencia. Sin embargo, como en el caso de otras hormonas, necesitamos la cantidad justa; ni demasiado, ni demasiado poco. El cortisol es importante para reducir la inflamación, y los niveles de producción aumentan cuando el cuerpo está lesionado o lucha contra una infección, así como cuando la persona está estresada psicológica o físicamente. Cuando los niveles de cortisol permanecen elevados o se agotan con el tiempo, el equilibrio hormonal se ve afectado. Por ejemplo, la progesterona se convierte en cortisol. Si las necesidades de este son continuamente altas, los niveles de progesterona se agotan. Esto, aparte de las consecuencias de los niveles bajos de progesterona, provoca que los estrógenos predominen.

Otro ejemplo del impacto del cortisol sobre las hormonas se puede encontrar en su relación con las hormonas tiroideas. Los niveles altos y bajos de cortisol afectan a los niveles de estas hormonas y reducen la sensibilidad del emplazamiento del receptor tiroideo. Además, los niveles de cortisol continuamente elevados reducen la capacidad del hígado de eliminar los estrógenos, el resultado de lo cual es una mayor cantidad de globulina fijadora de tiroxina (TBG, por sus siglas en inglés), que transporta las hormonas tiroideas a través del cuerpo. Cuando las hormonas tiroideas están unidas a la TBG, no pueden unirse a las células, por lo que si los niveles de TBG son excesivos, algunas personas pueden experimentar los síntomas asociados al déficit de hormonas tiroideas.

Te estarás preguntando cómo pueden sincronizarse todas estas hormonas cuando no están en armonía entre sí. Tal vez sea necesario que trabajes con un médico experimentado y cualificado para que te indique los ajustes pertinentes, pero puedes iniciar el proceso por tu cuenta siguiendo las recomendaciones dietéticas que ofrecemos en esta obra, practicando técnicas diarias de reducción del estrés, moviendo el cuerpo, durmiendo lo suficiente y favoreciendo los procesos naturales de desintoxicación del cuerpo. Además, en el capítulo once aportamos sugerencias sobre hierbas y nutrientes que pueden contribuir al equilibrio hormonal.

El estrés

Es bien sabido que el estrés debilita las defensas inmunitarias, incrementa el proceso inflamatorio, altera la regulación del azúcar en sangre, contribuye a la infertilidad y las irregularidades del ciclo menstrual, perturba la función gastrointestinal y altera el delicado equilibrio microbiano del intestino. Es imperativo distinguir entre tres tipos de estrés: el estrés agudo, el estrés agudo episódico y el estrés crónico.

- **Estrés agudo.** Un suceso o situación específicos en los que nuestra seguridad o nuestro ego se ven amenazados ocasionan, generalmente, una respuesta de estrés agudo. El suceso es breve y el cuerpo vuelve rápidamente a un estado relajado. Ejemplos de estrés agudo son el que experimentamos cuando casi golpeamos otro automóvil, cuando estamos dando o estamos a punto de dar un discurso e incluso cuando llevamos a cabo una intensa sesión de ejercicio. Puesto que es de corta duración, no tiene suficiente tiempo para causar el amplio daño que sí ocasiona el estrés más permanente.
- **Estrés agudo episódico.** Consiste en episodios frecuentes de estrés agudo. Las causas habituales son tener demasiadas obligaciones, la mala administración del tiempo, los retrasos y una gran cantidad de exigencias y presiones autoimpuestas. Las personas que tienen la denominada *personalidad de tipo A* y las que se preocupan demasiado tienden a experimentar altos niveles de estrés episódico. Los síntomas

fisiológicos que suele producir este tipo de estrés son cefaleas tensionales y migrañas frecuentes, presión arterial alta, ansiedad, depresión, alteraciones del sueño, niveles altos de azúcar en la sangre, molestias gastrointestinales, ira y enfermedades del corazón.

> Las personas que tienen la denominada *personalidad de tipo A* y las que se preocupan demasiado tienden a experimentar altos niveles de estrés episódico.

• **Estrés crónico.** Este es el estrés implacable que desgasta día a día. Es el tipo de estrés que va de la mano de la pobreza, una vida familiar disfuncional, la infelicidad conyugal y la insatisfacción laboral. El estrés crónico no cesa nunca y, por lo general, la persona ve su situación como desesperanzada. Quienes lo padecen tienden a acostumbrarse mentalmente a él y se insensibilizan al respecto; sin embargo, este tipo de estrés es muy dañino para la salud. Puede provocar la muerte por suicidio, violencia, un ataque cardíaco, un accidente cerebrovascular o alguna enfermedad de carácter crónico.

Después de leer un poco más sobre los cambios que tienen lugar en tu cuerpo en respuesta al estrés podrás comprender mejor cómo este puede empeorar tus síntomas de endometriosis. Por ejemplo, esta enfermedad está asociada a muchas alteraciones fisiológicas, como son un sistema inmunitario disfuncional, la inflamación crónica, los desequilibrios hormonales y la disbiosis. El estrés —el episódico y el crónico, específicamente— influye negativamente en estos cambios fisiológicos. Todo el mundo experimenta estrés en algún momento de su vida. Es posible que tú mismo sufras uno de los tipos de estrés, o todos ellos, en este momento. De hecho, vivir con una enfermedad crónica como la endometriosis es una causa de estrés episódico y crónico.

Los seis pasos de la respuesta del estrés

Cuando experimentamos estrés psicológico o fisiológico, las hormonas del eje hipotalámico, pituitario y adrenal (HPA) controlan la respuesta a ese estrés. Sigue una descripción de dicha respuesta, paso a paso:

1. Tiene lugar un suceso estresante. Son ejemplos de este tipo de suceso una situación que constituye una amenaza para la propia vida (como haber estado a punto de ser atropellado por un automóvil), dar un discurso, consumir demasiada cafeína y una infección crónica.

2. Se activa el hipotálamo, el cual se encuentra en el cerebro y actúa como el centro de control de la respuesta de estrés y se comunica con todo el cuerpo a través del sistema nervioso autónomo (SNA), que controla funciones como la respiración, la frecuencia cardíaca y la dilatación y constricción de los vasos sanguíneos. El SNA consta de dos subsistemas: el sistema nervioso simpático (SNS) y el sistema nervioso parasimpático (SNP). El SNS, a menudo denominado el sistema nervioso «de lucha o huida», prepara al cuerpo para responder rápidamente al peligro. Se puede comparar con el pedal del acelerador de un automóvil. El SNP también se conoce como el sistema nervioso «del descanso y la digestión», ya que está activo cuando dormimos y cuando comemos. Sirve para calmar el cuerpo después de que ha pasado el peligro inicial. Se puede comparar con los frenos del automóvil.

3. El hipotálamo activa el SNS por medio de los nervios autónomos que llegan a las glándulas suprarrenales, ubicadas encima de los riñones. Las glándulas suprarrenales responden liberando las hormonas adrenalina (también llamada epinefrina) y noradrenalina (o norepinefrina) en el torrente sanguíneo. La adrenalina desencadena varios cambios fisiológicos, como un aumento de la frecuencia cardíaca para llevar más nutrientes a los músculos, una dilatación de los vasos sanguíneos pequeños de los pulmones para incrementar el consumo de oxígeno y un aumento de la liberación de glucosa (azúcar en sangre) por parte del hígado y de grasas por parte del tejido adiposo para suministrar combustible a los músculos.

4. Después del aumento inicial de adrenalina, el hipotálamo activa el eje HPA. Este mantiene el pedal del acelerador apretado a fondo, y continuará haciéndolo hasta que el cerebro perciba que el cuerpo vuelve a estar a salvo. El hipotálamo secreta la hormona liberadora de corticotropina, la cual estimula la glándula pituitaria a secretar la hormona adrenocorticotropa (ACTH).
5. La ACTH estimula las glándulas suprarrenales a liberar glucocorticoides, como el cortisol. Los niveles de cortisol se mantienen elevados hasta que pasa la amenaza. El cortisol incrementa el azúcar en sangre, aumenta la excreción de potasio, mitiga la respuesta inmunitaria y causa daño al hipocampo (el centro de la memoria del cerebro). Si los niveles de cortisol y adrenalina se mantienen elevados a largo plazo, esto puede contribuir a la debilitación del sistema inmunitario, la ansiedad, los trastornos del sueño, el aumento de peso (especialmente en la zona abdominal), los trastornos de la tiroides y unos niveles elevados de azúcar en sangre.
6. Una vez que el cerebro cree que el peligro ha pasado se activa el SNP, el cual, esencialmente, pone fin a la respuesta de estrés. El principal neurotransmisor que se libera es la acetilcolina, que tiene el efecto de desacelerar la frecuencia cardíaca, dilatar los vasos sanguíneos del tracto gastrointestinal, estimular las glándulas salivales, incrementar la peristalsis, llenar de sangre los genitales masculinos y femeninos y estrechar los bronquiolos pulmonares. Además, se liberan serotonina y GABA. Estos dos neurotransmisores, son responsables de apaciguar el sistema nervioso y lograr un sueño reparador y una digestión saludable. Desafortunadamente, pueden agotarse si estamos permanentemente estresados, lo cual conduce a padecer depresión, insomnio, problemas digestivos, disfunción sexual y menstrual y trastornos del sueño.

También hay pruebas contundentes de que vivir con estrés, ya tenga que ver con circunstancias actuales o con traumas del pasado, puede empeorar los síntomas de la endometriosis. Ajustarse a un programa diario de reducción del estrés y resolver los traumas con origen en el pasado puede ser esencial para mejorar la salud general y controlar esos síntomas. El capítulo siete puede serte útil para reducir el estrés y te aportará ideas para ayudarte a recuperarte de las experiencias adversas de tu infancia.

Lo que revelan los estudios
Tu infancia puede estar afectando a tu salud

Las experiencias pasadas y los traumas que evoquen emociones negativas pueden causar una respuesta de estrés en tu cuerpo cada vez que pienses en ello.

Hay un proceso de investigación en marcha, el estudio denominado Experiencias Adversas en la Infancia (ACE por sus siglas en inglés). Dirigido por los Centros para el Control y la Prevención de Enfermedades estadounidenses (CDC por sus siglas en inglés) y Kaiser Permanente, el estudio tiene como objetivo evaluar cómo las experiencias negativas de la niñez, como los abusos y las negligencias, pueden predecir el riesgo de desarrollar enfermedades crónicas importantes.[5]

El estudio contempla diez tipos de experiencias adversas; cuentan todas aquellas que ha sufrido la persona antes de cumplir los dieciocho años: la separación o el divorcio de los padres; el abuso físico, sexual o emocional; la negligencia física o emocional; la violencia doméstica; la existencia de alguna enfermedad mental en la familia; el consumo de drogas en el hogar, y el encarcelamiento de un miembro de la familia.

Según la investigación, el 60 % de las mujeres que sufrieron abusos sexuales desarrollan fibromialgia, dos o más experiencias adversas incrementan el riesgo de desarrollar enfermedades autoinmunes hasta en un 80 % y una persona que ha sufrido seis o más experiencias adversas tiene una esperanza de vida veinte años inferior a la media. Para obtener más información sobre el tipo de experiencias adversas y para determinar tu puntuación al respecto, consulta www.acestoohigh.com (en inglés).

Falta de sueño y sueño de mala calidad

Todo el mundo duerme. De hecho, ¡nos pasamos un tercio de la vida durmiendo! Para sobrevivir, necesitamos dormir tanto como necesitamos agua y comida. El sueño es fundamental para mantener un buen estado de ánimo, la memoria y el rendimiento cognitivo y para asegurar el funcionamiento normal de los sistemas endocrino e inmunitario. La falta de sueño o el sueño de mala calidad pueden relacionarse con una amplia variedad de afecciones crónicas, como la obesidad, la diabetes, la hipertensión, el alzhéimer y los trastornos del estado de ánimo, como la depresión. El problema es que la mayoría de nosotros no dormimos lo suficiente. Según una encuesta sobre el sueño realizada por el Centro Nacional para Estadísticas de la Salud de Estados Unidos (NCHS) en 2013-2014, aproximadamente un tercio de los adultos de Estados Unidos no cumplen con la recomendación mínima de dormir siete horas cada noche.[6]

Para comprender mejor cuánto necesitamos dormir, dieciocho destacados científicos de la Fundación Nacional para el Sueño estadounidense constituyeron un panel de expertos para revisar más de trescientas publicaciones científicas sobre el sueño.[7] Según estos expertos, las necesidades de sueño varían según la edad de la persona. Los adultos jóvenes (los que tienen entre dieciocho y veinticinco años) y los adultos (entre veintiséis y sesenta y cuatro años) necesitan dormir entre siete y nueve horas, y a los adultos mayores (que superan los sesenta y cinco años) les conviene más dormir entre siete y ocho horas. Además de no dormir lo suficiente, el 35 % de los estadounidenses afirmaron que su sueño era de mala calidad o de una calidad aceptable en el mejor de los casos, y el 25 % de las mujeres se despertaban cansadas.[8]

Los tipos de sueño

Una vez que te duermes, experimentas dos tipos de sueño; el primero consta de varias etapas:

El sueño sin sueños (o sueño no MOR [movimientos oculares rápidos])

1.ª etapa

- Es el período que transcurre entre la vigilia y el sueño ligero, es decir, aquel en el que nos estamos durmiendo.
- Ya no somos conscientes del entorno, pero se nos puede despertar fácilmente.
- Durante esta fase, las ondas cerebrales predominantes son las *theta*.
- La temperatura del cuerpo empieza a descender, los músculos se relajan y los ojos suelen moverse de un lado a otro.

2.ª etapa

- El movimiento ocular se vuelve lento, hasta detenerse; el ritmo cardíaco y el respiratorio también se ralentizan.
- La actividad de las ondas cerebrales es irregular; las ondas son predominantemente lentas, y se manifiestan ráfagas cortas de ondas más rápidas.
- Pasamos la mitad de la noche aproximadamente en esta fase.
- En esta etapa, períodos de espasmos musculares pueden alternar con la relajación muscular.

3.ª y 4.ª etapas

- Estas fases también se conocen como *sueño profundo* o *sueño de onda lenta*.
- Las ondas delta son las principales ondas cerebrales en esta etapa.
- La frecuencia cardíaca y la presión arterial continúan descendiendo, hasta llegar a reducirse entre un 20 y un 30 % en relación con los índices de la vigilia.

* Estas son las etapas del sueño en las que tiene lugar gran parte de la reparación corporal.
* La menor frecuencia cardíaca y presión arterial le dan al corazón un descanso muy necesario.
* El flujo sanguíneo se desvía hacia el cerebro, lo cual enfría la temperatura corporal.
* La glándula pituitaria libera grandes cantidades de la hormona del crecimiento, que estimula el crecimiento y la reparación de los tejidos.
* La mayor cantidad de hormona del crecimiento se libera entre las diez de la noche y las dos de la madrugada.
* El sistema inmunitario se fortalece durante esta fase, lo cual contribuye a proteger mejor al cuerpo de infecciones y enfermedades.
* En la juventud, aproximadamente el 20 % del tiempo de sueño transcurre en esta etapa; sin embargo, este porcentaje disminuye a medida que envejecemos, y el sueño profundo está casi ausente a partir de los sesenta y cinco años.

El sueño con sueños (o sueño MOR [movimientos oculares rápidos])

* El cerebro está muy activo pensando y soñando.
* El sueño MOR (también conocido como REM, a partir de sus siglas en inglés) recibe este nombre porque los ojos se mueven rápidamente detrás de los párpados cerrados.
* Durante el sueño MOR la temperatura corporal, la frecuencia cardíaca, la presión arterial y la respiración aumentan hasta niveles diurnos.
* El sistema nervioso simpático («de lucha o huida») está muy activo durante este período.
* El sueño MOR es importante para el restablecimiento del cerebro; se cree que ayuda a borrar información innecesaria del cerebro y a procesar la nueva.
* El sueño MOR tiene lugar entre tres y cinco veces por noche, cada noventa minutos aproximadamente, y su duración es cada vez mayor en cada ciclo.

Desafortunadamente, las pacientes con dolor endometriósico y pélvico suelen tener dificultades para dormir. El dolor
crónico e intenso puede ciertamente obstaculizar un buen descanso nocturno. Se ha constatado que estas pacientes tienen una
calidad de sueño significativamente peor que las que viven sin
esta enfermedad. Pueden encontrarse en una espiral descendente porque la falta de sueño y la mala calidad del sueño pueden, a
su vez, empeorar el dolor.

¿Por qué contribuye al dolor la falta de sueño? Cuando dormimos, no estamos solamente descansando con los ojos cerrados. El sueño es un período en que el cuerpo está efectuando cambios importantes, recargándose y sanándose. Durante el
sueño, muchas células producen en mayor medida proteínas necesarias para el crecimiento y la reparación celular. Además, el
cuerpo segrega varias hormonas importantes que afectan al crecimiento y la producción de energía, así como al control de las
funciones metabólicas y endocrinas.

Preguntas frecuentes

P. ¿Cómo afecta a las hormonas la falta de sueño?
R. Aquí tienes algunos ejemplos de lo que ocurre:
1. El cortisol aumenta, las consecuencias de lo cual son unos ni-
    veles elevados de azúcar en sangre, el debilitamiento de la in-
    munidad, un incremento de la acumulación de grasa en la zona
    del abdomen y, con el tiempo, un aumento de la inflamación.
2. Durante el sueño se liberan la hormona foliculoestimulante y la
    hormona luteinizante, ambas estrechamente ligadas a la repro-
    ducción y los ciclos menstruales. Las irregularidades del sueño
    podrían llevar a un desequilibrio hormonal.
3. La producción y secreción de la hormona del crecimiento tam-
    bién se incrementa durante el sueño. Esta importante hormo-
    na establece las proporciones de grasa y músculo del cuerpo

durante la edad adulta y ayuda al organismo a repararse durante la noche.
4. Un sueño inadecuado puede reducir los niveles de leptina, la cual regula el apetito y los antojos de carbohidratos.

Estos son solo algunos ejemplos de cómo la falta de sueño puede tener un impacto negativo sobre la salud. Con respecto al dolor asociado a la endometriosis, los cambios hormonales anteriores pueden contribuir a esta enfermedad al alterar la regulación de los niveles de azúcar en sangre, el equilibrio hormonal y la regulación inmunitaria.

Para entender mejor cómo puedes optimizar la calidad de tu sueño, es importante que tengas una comprensión básica de cómo se regulan los patrones del sueño y lo que ocurre normalmente mientras duermes. Esto te proporcionará una base de conocimiento en cuanto a por qué se recomiendan o desalientan determinadas actividades con el fin de mejorar el sueño.

Nuestros ciclos de sueño y vigilia dependen de la actividad cerebral concreta y de las sustancias químicas producidas por el cuerpo, producción que está controlada por la homeostasis del sueño y los ritmos circadianos. En los humanos, el ciclo de sueño y vigilia de veinticuatro horas consiste en unas ocho horas de sueño nocturno y dieciséis de vigilia diurna. La homeostasis del sueño no se entiende completamente, pero se cree que una sustancia química llamada *adenosina* tiene mucho que ver con ella. Durante el día, la producción de esta sustancia aumenta y

> Nuestros ciclos de sueño y vigilia dependen de la actividad cerebral concreta y de las sustancias químicas producidas por el cuerpo, producción que está controlada por la homeostasis del sueño y los ritmos circadianos.

nos induce la necesidad de dormir; mientras dormimos, la producción disminuye, y podemos despertarnos renovados.

El reloj interno del cuerpo, conocido como ritmos circadianos, determina qué sustancias químicas se liberan y cuándo lo hacen. Los ritmos circadianos de la persona se establecen dentro de los primeros meses de vida, pero pueden alterarlos los viajes (el cambio de zonas horarias), el trabajo nocturno, el embarazo, ciertos medicamentos, cambios en las rutinas del sueño (quedarse despierto o dormir hasta tarde), afecciones como el alzhéimer o el párkinson, el estrés y los problemas de salud mental.

El tipo de luz y la hora del día en que estamos expuestos a dicha luz juegan un papel central en el establecimiento del reloj circadiano. La luz azul de longitud de onda más corta que emiten el sol y las pantallas digitales (como las de los teléfonos inteligentes, los ordenadores, las tabletas y los televisores) le indica al cerebro que permanezca despierto. Este tipo de luz inhibe la producción de melatonina. La melatonina es una hormona liberada por la glándula pineal (ubicada en el cerebro) que le indica al cuerpo que duerma; además, activa la liberación de otras hormonas, como la testosterona, los estrógenos y la hormona del crecimiento humano.

En el mundo de nuestros antepasados tenía pleno sentido que se liberase melatonina al anochecer: cuando el sol se ponía, era hora de ir a dormir. Nuestros ancestros no disponían de luz artificial y estaban perfectamente sincronizados con el flujo de luz natural que llegaba a la Tierra. La exposición a esta luz durante el día es importante para la producción de serotonina, que se convierte en melatonina por la noche. Esta es la razón por la cual la exposición a la luz solar

> La exposición a la luz solar en la primera parte del día, sin llevar gafas de sol, es importante para el sueño.

en la primera parte del día, sin llevar gafas de sol, es importante para el sueño.

En cambio, mirar la televisión, leer en una tableta o un teléfono inteligente o trabajar con el ordenador por la noche puede reducir la producción de melatonina y contribuir a las alteraciones del sueño. Una forma de impedir que nos afecte la luz azul es llevar gafas de color ámbar o amarillo después del anochecer. Además de la exposición a la luz, la hora en que nos acostamos y nos levantamos también tiene un impacto en nuestros ritmos circadianos; los estudios sugieren que la hora de levantarnos puede ser más importante. Dormir hasta tarde los fines de semana puede alterar los ritmos circadianos más que la hora de acostarnos, lo que hará que nos cueste más levantarnos el lunes por la mañana. Irnos a la cama más temprano, despertarnos al amanecer cada mañana y tomar el sol matutino a diario son las mejores formas que tenemos programar de forma saludable nuestro reloj interno.

Lo normal es que una persona con un patrón de sueño saludable pase de forma predecible por cada etapa del sueño (consulta el recuadro «Los tipos de sueño») y vaya atravesando sucesivamente por las fases no MOR y la fase MOR. Los adultos jóvenes, de edades comprendidas entre los dieciocho y los veinticinco años, pasan por el ciclo no MOR-MOR entre cuatro y seis veces a lo largo de la noche, y la mayor parte del sueño profundo tiene lugar en la primera mitad de la noche. Un adulto necesita, en promedio, entre siete y nueve horas para completar estos ciclos; los adolescentes necesitan unas nueve horas y media. A medida que envejecemos, estamos menos tiempo en la etapa tres y más en la etapa uno del sueño no MOR, lo cual hace que permanezcamos más tiempo en vela.

Como puedes ver, el sueño es un factor importante para tu salud general y para curarte de la endometriosis. Consulta el capítulo ocho para obtener información sobre cómo mejorar la cantidad y la calidad de tu sueño, incluidos los consejos sobre el estilo de vida y la dieta.

La dieta y los alimentos

Aunque hay varias supuestas «dietas para la endometriosis», no se ha estudiado ninguna en concreto para el tratamiento o la gestión de esta enfermedad. Se han llevado a cabo algunos estudios sobre la dieta y su relación con la endometriosis, pero todos han sido observacionales, no experimentales. Esto significa que se aislaron grupos de población con tasas elevadas de endometriosis y luego se estudiaron sus patrones alimentarios. Esto no muestra un efecto causal en cuanto a cómo sus dietas contribuyeron a la progresión de su enfermedad, sino que muestra un posible factor que pudo haber fomentado ese proceso.

Además, estos tipos de estudios analizan solo una parte determinada de la dieta, como la ingesta de carne roja, frente a una dieta de prueba específica con componentes controlados tales como ciertas proporciones de macronutrientes (carbohidratos, grasas y proteínas), etc. Tampoco se tienen en consideración otros factores que influyen sobre la salud de forma importante, como la ingesta calórica, el índice de masa corporal, la genética, la exposición a tóxicos y el estilo de vida. Como resultado, buscar en la literatura científica cuál es la dieta perfecta para la endometriosis es difícil, si no imposible.

Hay pruebas de que determinados alimentos y patrones alimentarios pueden reducir o aumentar los marcadores inflamatorios, que a menudo están altos en las mujeres con endometriosis. Las recomendaciones dietéticas que se ofrecen en este libro se centran en conseguir un equilibrio hormonal óptimo, controlar la inflamación, fortalecer el sistema inmunitario, equilibrar la microbiota intestinal, alimentar las mitocondrias y equilibrar el azúcar en sangre.

Dicho esto, no deja de ser importante analizar los estudios disponibles sobre este tema. Aún no se han realizado estudios para observar la relación entre la ingesta de macronutrientes y la endometriosis. Sin embargo, existen algunos sobre la ingesta de grasa y la endometriosis. Desafortunadamente, los resultados no son coherentes.

> Hay pruebas de que determinados alimentos y patrones alimentarios pueden reducir o aumentar los marcadores inflamatorios, que a menudo están altos en las mujeres con endometriosis.

Esto es lo que deja claro la literatura científica:

- Los ácidos grasos *trans* y un desequilibrio en la proporción de ácidos grasos omega 6 y omega 3 incrementan la producción de las citocinas proinflamatorias (las que aumentan la inflamación). Por lo tanto, es probable que una estrategia alimentaria útil para la endometriosis consista en evitar los ácidos grasos *trans* (los aceites hidrogenados, los aceites parcialmente hidrogenados, los alimentos fritos, la margarina, la manteca y todos los productos que contengan estos ingredientes) y en equilibrar el consumo de ácidos grasos omega 3 y omega 6.
- Es muy probable que el sobreconsumo de carbohidratos empeore los síntomas de la endometriosis. La literatura respalda la idea de que el elevado consumo de azúcares añadidos y carbohidratos incrementa los niveles de estrógenos y contribuye a la inflamación y el dolor.
- Una cantidad excesiva de insulina en circulación envía señales a los ovarios para que aumenten la producción de

testosterona y reduzcan los niveles de la globulina fijadora de hormonas sexuales, lo cual ocasiona que haya más estrógenos libres. Los niveles elevados de insulina también estimulan la inflamación, lo cual aumenta el dolor e incrementa la actividad de la aromatasa (por lo que se producen más estrógenos) y la inmunosupresión.

Una dieta baja en carbohidratos puede ser útil para controlar los síntomas de la endometriosis y el avance de la enfermedad.

Preguntas frecuentes

P. ¿Es bueno evitar el consumo de carne?
R. Hay algunas «dietas para la endometriosis» que recomiendan evitar completamente la carne, o al menos la carne roja. Un estudio apoya esta recomendación. Los investigadores encontraron una mayor incidencia de endometriosis en mujeres que comían más carne roja (siete o más veces por semana frente a tres o menos veces por semana) y jamón (tres o más veces por semana frente a menos de tres por semana).[9] Lamentablemente, el estudio no incluyó algunos detalles muy importantes sobre la calidad de la carne consumida.

En primer lugar, si las mujeres que fueron los sujetos de este estudio consumieron carne de animales alimentados convencionalmente, a base de grano, es posible que ello hubiese aumentado su carga total de estrógenos. En Estados Unidos, el ganado criado convencionalmente recibe estrógenos como suplemento alimenticio, con el fin de aumentar la producción de leche y mejorar el sabor y la consistencia de la carne. La dieta de los pollos también las incluye.

En segundo lugar, la forma en que el animal fue criado y sacrificado contribuye a determinar el grado en que es saludable su carne. Si los animales se crían y sacrifican bajo condiciones estresantes, aumentan las hormonas del estrés en ellos, lo que lleva a la producción de citocinas proinflamatorias. Cuando consumimos esa carne, ingerimos esas hormonas del estrés y esas citocinas, lo cual tiene un impacto negativo sobre nuestra salud.

Por último, la dieta de los animales criados por medios convencionales consiste predominantemente, si no exclusivamente, en granos, que contienen grandes cantidades de ácidos grasos omega 6, pesticidas y sustancias químicas. La ingestión de estas carnes aumenta nuestra carga de omega 6, lo cual altera la relación proporcional que debe haber entre los ácidos grasos omega 6 y los omega 3, el resultado de lo cual es un aumento de la inflamación. Comprar y consumir carne de animales que han sido criados y sacrificados humanamente, a los que no se han proporcionado hormonas ni antibióticos y que han pasado sus vidas pastando en libertad puede reducir la asociación observada entre el consumo de carne y la mayor incidencia de endometriosis.

La literatura científica tampoco aclara la relación que pueda existir entre el consumo de productos lácteos y la endometriosis. Un estudio demostró un menor riesgo de sufrir esta enfermedad como resultado de un mayor consumo de lácteos.[10] Los investigadores atribuyeron esto al impacto positivo de la vitamina D y el calcio en el sistema inmunitario. En cambio, hay quienes recomiendan que las mujeres con endometriosis eviten los lácteos. Como sucede con la carne, esto tiene sentido si hablamos de la leche de vacas criadas convencionalmente, ya que estas vacas reciben estrógenos para aumentar su producción, y gran parte de estos estrógenos terminan en la leche.

Otro argumento para evitar los lácteos, así como el pescado y la carne de vacuno y de aves de corral, es que son una gran fuente de dioxinas, independientemente de cómo hayan sido criados. Además, muchas personas reaccionan negativamente a los lácteos, ya sea debido a la sensibilidad, la intolerancia o la alergia a estos alimentos. Comer productos lácteos puede incrementar la inflamación en los individuos sensibles a ellos.

Recomendamos comer la carne con moderación –una ración del tamaño de la palma de la mano entre una y tres veces al día– y consumir solo carne ecológica, procedente de animales que se han alimentado con pasto, a los que no se han suministrado antibióticos ni hormonas y que han sido criados humanamente. Las personas que toleren bien los lácteos también pueden consumirlos, en pequeñas cantidades, especialmente productos lácteos fermentados, en las últimas fases de la estrategia dietética para la endometriosis.

Muchos especialistas en endometriosis recomiendan evitar el gluten. Por lo general, recomendamos a nuestras pacientes que prueben a prescindir de él durante un mínimo de seis meses, especialmente si tienen molestias gastrointestinales o enfermedades autoinmunes, como la enfermedad tiroidea. Seguir una dieta sin gluten durante doce meses redujo significativamente el dolor asociado a la endometriosis en el 75 % de doscientos siete participantes en un estudio.[11]

La duración de este estudio sugiere que puede requerir algún tiempo ver los beneficios de la eliminación del gluten de la dieta. Tenemos varias pacientes que evitaron el gluten durante uno o dos meses y no experimentaron ninguna mejoría. Tal vez se necesite más tiempo. Esto podría tener algo que ver con la contribución de la inflamación gastrointestinal al dolor sistémico. El gluten es muy difícil de digerir y puede ocasionar mucha inflamación, especialmente en alguien que tiene ya de por sí el intestino inflamado. Además, la desregulación inmunitaria se encuentra en el origen de la endometriosis, y la

> Tenemos varias pacientes que evitaron el gluten durante uno o dos meses y no experimentaron ninguna mejoría. Tal vez se necesite más tiempo. Esto podría tener algo que ver con la contribución de la inflamación gastrointestinal al dolor sistémico.

inflamación gastrointestinal puede alterar en gran medida el sistema inmunitario.

De qué manera pueden estar contribuyendo a tus problemas de salud el trigo y otros cereales que contienen gluten

El gluten es una proteína que se encuentra en el trigo, así como en la cebada, el bulgur, el centeno, el seitán y el triticale (un cruzamiento entre el trigo y el centeno). La avena no contiene gluten pero a menudo se procesa en plantas que fabrican productos elaborados con cereales que sí lo contienen y puede estar contaminada con esta proteína. El gluten también está presente en muchos alimentos procesados.

Antes se creía que quienes sufrían la enfermedad celíaca (una reacción autoinmune provocada por la ingestión de gluten) eran los únicos que debían evitar el gluten. Pero un número creciente de personas parece ser sensible a esta proteína, un problema de salud que se conoce como *sensibilidad al gluten no celíaca* (SGNC). Los individuos aquejados de SGNC también deben evitar el consumo de alimentos que contengan gluten.

El trigo contiene otras proteínas que pueden ocasionar problemas de salud, como la aglutinina del germen de trigo y los inhibidores de la amilasa y la tripsina (ATI, por sus siglas en inglés).

Comer trigo y otros alimentos que contengan gluten puede contribuir a tu enfermedad al ocasionarte los siguientes problemas:

Inflamación intestinal. Si eres sensible al gluten, tu cuerpo reaccionará por medio de una respuesta inmunitaria, lo que te provocará una inflamación intestinal. La aglutinina del germen de trigo también estimula la inflamación de las células intestinales. Además, los ATI pueden desencadenar una respuesta inmunitaria en el tracto gastrointestinal mediante la estimulación de las células inmunitarias. Tanto el gluten como los ATI pueden contribuir a la inflamación general y al dolor corporal.

Permeabilidad intestinal. Tu revestimiento intestinal forma una barrera importante que protege tu cuerpo de virus, bacterias, levaduras, hongos, toxinas y proteínas no digeridas. Cuando tu intestino está inflamado, las células del revestimiento, que normalmente están muy juntas, se separan, y el escudo protector pasa a ser un colador. Además, cuando comes gluten, tu intestino libera una proteína llamada *zonulina*, que estimula a las uniones estrechas que hay entre las células a aflojarse. En conjunto, la inflamación y la zonulina contribuyen a la permeabilidad intestinal, un factor clave para el desarrollo de las enfermedades autoinmunes.

Mayor riesgo de desarrollar enfermedades autoinmunes. Cuando el intestino está permeable, los patógenos y las proteínas no digeridas se filtran en la circulación general, lo cual estimula una respuesta inmunitaria con el fin de combatirlos. El problema es que algunas de estas proteínas no digeridas se parecen a las células del cuerpo humano y este comienza a atacarse a sí mismo. Además, como al menos el 80 % del sistema inmunitario está en el intestino, la inflamación intestinal crónica puede debilitar y desequilibrar la función inmunitaria.

Inflamación cerebral. El intestino y el cerebro están muy conectados, y si el intestino está inflamado, es probable que el cerebro también lo esté. La inflamación cerebral puede conducir a la depresión, la demencia o el alzhéimer.

Además del gluten, otros alimentos, como los huevos, los lácteos y la soja, pueden ser mal tolerados por individuos sensibles e inducirles inflamación. Una herramienta efectiva para descubrir sensibilidades e intolerancias alimentarias es una dieta de eliminación, como la que se indica, en la tercera parte de esta obra, para la primera fase de la estrategia alimentaria.

Preguntas frecuentes

P. ¿Es correcto comer soja?

R. Probablemente. La recomendación de evitar comer soja es habitual para las pacientes con endometriosis. Solo se ha realizado un estudio con humanos sobre este tema, y tuvo lugar en Japón. Los investigadores observaron una correlación entre el mayor consumo de soja y una menor incidencia de la endometriosis.[12] Es importante tener en cuenta que la soja que se consume en Japón suele ser fermentada, a diferencia de la mayor parte de la soja que se consume en América del Norte, que está altamente procesada. La soja es muy difícil de digerir y su fermentación actúa a modo de «predigestión», además de proporcionar bacterias beneficiosas.

También debemos saber que los japoneses consumen pequeñas cantidades de soja en comparación con los norteamericanos. Y la soja que se consume en Japón, a diferencia de la soja disponible en América del Norte, no ha sido modificada genéticamente.

Muchos creen que la soja puede contribuir a la progresión de la endometriosis porque es rica en fitoestrógenos, los cuales se cree que contribuyen a la carga total de estrógenos. Sin embargo, los fitoestrógenos tienen un efecto estrogénico débil y pueden ayudar con el tratamiento de los síntomas en pequeñas dosis. De hecho, en estudios con animales, el consumo de soja redujo el peso y la extensión de las lesiones endometriósicas. La soja parece inhibir la expresión del receptor de los estrógenos y la aromatasa, el resultado de lo cual es una reducción de la concentración total de estrógenos. De estos hallazgos se desprende que el consumo de pequeñas cantidades, varias veces por semana, de soja fermentada de cultivo ecológico o no modificada genéticamente parecen ser seguras para las mujeres con endometriosis.

Saber qué alimentos consumir es tan importante como saber qué alimentos evitar. Hay un número de estudios sobre los alimentos que pueden ayudar con la endometriosis. Por ejemplo, puede ser útil incrementar la ingesta de frutas y verduras.

Esto se debe, muy probablemente, a varias cualidades de las frutas y las verduras a la hora de favorecer de la salud:

- Las verduras contienen altas cantidades de folato, metionina y vitamina B_6, que son fundamentales para la metilación del ADN, importante, a su vez, para desintoxicar el organismo de estrógenos. La literatura científica ha demostrado una relación entre las anormalidades en la metilación del ADN y la incidencia de la endometriosis.

- Las frutas y verduras son ricas en fitonutrientes (sustancias químicas que se encuentran en las plantas que las protegen y las mantienen saludables) y antioxidantes, los cuales se ha demostrado que reducen la oxidación y la inflamación en las mujeres con endometriosis.

- Las frutas y verduras tienen mucha fibra, que ayuda a evacuar regularmente, algo esencial para eliminar los estrógenos. Recomendamos comer entre siete y diez raciones de frutas y verduras diariamente, de las cuales una o dos deben ser frutas, y esforzarse por consumir todos los colores del arcoíris en cada comida o al menos cada día.

> La exposición a plaguicidas se ha asociado fuertemente con la endometriosis; por lo tanto, recomendamos consumir productos orgánicos siempre que sea posible.

- La exposición a plaguicidas se ha asociado fuertemente con la endometriosis; por lo tanto, recomendamos consumir productos orgánicos siempre que sea posible.

Elige el pescado de pequeño tamaño

El pescado es una maravillosa fuente de ácidos grasos omega 3. Pero algunos peces, especialmente las variedades más grandes, también son una fuente de dioxinas y otras toxinas, como los metales pesados. Comer peces más pequeños (como las sardinas) y evitar los grandes (como el atún) puede reducir enormemente tu exposición a las toxinas. Además, recomendamos comer solo pescado silvestre, ya que los peces criados en granjas tienen un menor contenido en ácidos grasos omega 3 (a causa de su alimentación) y contienen cantidades más altas de ciertas toxinas.

Una relación proporcional saludable entre los ácidos grasos omega 6 y los omega 3 puede ser útil para controlar la inflamación. Desafortunadamente, en la dieta estadounidense estándar la relación proporcional de ácidos grasos omega 6 frente a los omega 3 es de 15 a 1 o de 17 a 1,75, mientras que la proporción recomendada para reducir la inflamación es de 2 a 1 o de 3 a 1. En conejos hembra, la ingestión de ácidos grasos omega 3 redujo el tamaño de los implantes endometriósicos, y en células que estaban en placas de Petri (*in vitro*) la adición de ácidos grasos omega 3 ralentizó significativamente el crecimiento de las células endometriósicas.[13]

A menudo recomendamos incrementar la presencia de ácidos grasos omega 3 en la dieta para reducir la síntesis de las citocinas altamente inflamatorias y de las prostaglandinas (que aumentan la inflamación y el dolor). Además del pescado, otras fuentes fantásticas de ácidos grasos omega 3 son la linaza, la carne de ternera alimentada con pasto, las verduras de color verde oscuro, las semillas de chía y las semillas de cáñamo.

Capítulo 5

Los tratamientos convencionales

Si estás visitando a un ginecólogo tradicional, lo más probable es que te ofrezca uno de los dos tipos básicos de tratamiento para la endometriosis. La primera opción es el tratamiento médico consistente en algún tipo de manipulación hormonal. La segunda es la cirugía, generalmente la quemadura laparoscópica o la cauterización de los implantes endometriósicos, aunque una opción mucho mejor es la cirugía de escisión amplia.

El tratamiento médico puede ser especialmente útil si se aprecian las limitaciones de este enfoque. El tratamiento médico típico para la endometriosis proporcionado por la mayoría de los ginecólogos es la manipulación hormonal, principalmente de los niveles de estrógenos o progesterona. El concepto que hay detrás de este enfoque es que los estrógenos tienden a estimular

> El tratamiento médico típico para la endometriosis proporcionado por la mayoría de los ginecólogos es la manipulación hormonal, principalmente de los niveles de estrógenos o progesterona.

la proliferación de la endometriosis y que la progesterona equilibra o estabiliza el efecto de aquellos. En una analogía muy simple, podemos pensar que los estrógenos son abono para césped y la progesterona un cortacésped. El objetivo del tratamiento médico de la endometriosis es aumentar la proporción de progesterona en relación con los estrógenos —este es el tratamiento de la progesterona, exclusivamente—, reducir la cantidad de estrógenos y progesterona por medio de píldoras anticonceptivas o eliminar los estrógenos del cuerpo utilizando fármacos agonistas de la hormona liberadora de gonadotropina (GnRH), como el Lupron, que induce una menopausia temporal.

La menopausia natural acontece cuando tiene lugar el agotamiento de los óvulos y de las células productoras de hormonas asociadas en los ovarios, lo que causa que los niveles de estrógenos y progesterona caigan en picado. La menopausia también puede producirse después de la extirpación de los ovarios o inducirse médicamente. Los efectos secundarios habituales de la caída hormonal que la acompaña, ya sea natural, resultado de la cirugía de extirpación o inducida por fármacos, incluyen sofocos, problemas para dormir, aumento de peso, pérdida de masa ósea e irritabilidad.

La profesión médica pensaba que la eliminación de los estrógenos al provocar la menopausia acabaría con la endometriosis. Desafortunadamente, esta puede seguir proliferando a pesar de la manipulación hormonal o de que se presenten unos niveles bajos o incluso inexistentes de estrógenos. El doctor Cook ha observado una proliferación no inhibida de la endometriosis tanto en mujeres posmenopáusicas como en mujeres

> Desafortunadamente, la endometriosis puede seguir proliferando a pesar de la manipulación hormonal o de que se presenten unos niveles bajos o incluso inexistentes de estrógenos.

que toman fármacos anticonceptivos. Es posible que la endometriosis estimule la actividad de la aromatasa, la enzima necesaria para producir estrógenos. Un estudio reciente efectuado con 42.079 mujeres con endometriosis mostró que el 17,09 % eran perimenopáusicas (tenían entre cuarenta y cinco y cincuenta y cuatro años) y el 2,55 % eran posmenopáusicas (tenían entre cincuenta y cinco y noventa y cinco años).[1]

Como puedes ver, las opciones de tratamiento médico para la endometriosis son francamente ásperas, y suelen ir acompañadas de unos efectos secundarios inaceptables. No proporcionan una cura para la enfermedad y solo son efectivas en un porcentaje de pacientes. Incluso cuando la opción de tratamiento funciona, los resultados son solo temporales. Y el uso de un agonista de la GnRH como el Lupron para causar una menopausia médica temporal puede no ser efectivo en el tratamiento de la endometriosis, ya que las lesiones endometriósicas pueden producir sus propios estrógenos, permanecer activas y ser potencialmente invasivas, a pesar de la supresión ovárica.

Este capítulo explora las opciones de tratamiento médico para la endometriosis.

Tratamientos con progesterona

Todas las opciones de tratamiento de la endometriosis que usan la progesterona bioidéntica o la progestina (una hormona sintética que tiene efectos similares a la progesterona en el cuerpo) tratan de acabar con el efecto de los estrógenos sobre la enfermedad. Esta opción puede ser efectiva en algunas mujeres, sobre todo si el dolor tiene lugar principalmente alrededor del momento de la menstruación y la paciente no tolera los estrógenos (debido a las náuseas, por ejemplo).

Tópico

La crema de progesterona es la progesterona tópica más habitual. Las que no requieren receta generalmente no tienen suficiente progesterona para poder alterar el ciclo menstrual. De todos modos, algunas mujeres encuentran que esta baja dosis de la hormona es efectiva. Las cremas con receta suelen elaborarse en las farmacias que preparan fórmulas magistrales según la potencia indicada por el médico. Pero puede ser difícil que la absorción de la progesterona sea constante y adecuada con este método.

Oral

La progesterona por vía oral puede incluir píldoras de progesterona bioidénticas compuestas, la progesterona oral micronizada en píldora de aceite (Prometrium), la progestina sintética Aygestin (acetato de noretindrona) o Provera (medroxiprogesterona) o la píldora anticonceptiva que contiene progestina solamente. Esta última no tiene ningún estrógeno, y la cantidad de progestina que contiene es aproximadamente un tercio de la dosis que se encuentra en la píldora promedio compuesta por una combinación de estrógenos y progestina (de ahí el término *minipíldora* con el que es conocida).

Inyectable

El Depo-Provera es una progestina de acción prolongada, que alcanza varios meses, administrada en forma de inyección. Los efectos secundarios más habituales incluyen aumento de peso, sangrado intermenstrual y depresión.

Diu Mirena

El diu Mirena como opción de tratamiento para la endometriosis brinda una dosis diaria de unos 20 mcg de la progestina levonorgestrel. Las píldoras anticonceptivas con levonorgestrel contienen una dosis diaria que varía entre los 90 mcg y los 150 mcg, dosis que es entre 4,5 y 7,5 veces superior a la del diu Mirena. En promedio, las mujeres que usan el diu Mirena ven reducido su flujo menstrual entre un 50 y un 90 %, y el 20 % dejan de tener la regla dentro del plazo de un año. Este efecto es temporal, y la regla vuelve a presentarse poco después de haberse extraído el diu Mirena. Por otra parte, los estudios han demostrado que con el uso del diu Mirena el 23 % de las mujeres experimentan goteo o sangrado entre los periodos, el 13 % padecen dolor abdominal o pélvico y el 12 % desarrollan quistes ováricos. Si experimentas unos efectos secundarios significativos, es posible que necesites que te quiten el diu y explorar otras opciones.

Tratamiento de estrógenos combinados con progesterona

Las píldoras anticonceptivas combinadas suelen ser el primer paso en el tratamiento de pacientes que sufren endometriosis, dolor pélvico y periodos dolorosos. Si el dolor se experimenta principalmente durante la menstruación, reducir la intensidad del dolor o la frecuencia de los periodos con el uso de píldoras anticonceptivas puede ser un tratamiento efectivo para la endometriosis. Con el uso cíclico de píldoras anticonceptivas para el tratamiento de los calambres menstruales asociados con la endometriosis, el periodo suele ser más ligero y menos doloroso. Algunas mujeres pueden tomar la píldora continuamente (prescindiendo de las píldoras de azúcar cada mes y tomando píldoras de hormonas todos los días sin interrupción), con lo cual o bien dejan de tener la menstruación, o bien pasan a tener muchas menos a lo largo del tiempo (por ejemplo, tienen cuatro al año en lugar de doce).

A pesar de que este tratamiento implica tomar estrógenos y progestina, las mujeres que toman la píldora anticonceptiva combinada todos los días experimentan, en realidad, una reducción significativa de la cantidad de estrógenos y progesterona en su cuerpo. Esto se debe al hecho de que los ovarios producen muchos más estrógenos que los que se encuentran en la píldora, pero la dosis pequeña y constante de estrógenos y progesterona que esta proporciona es suficiente para indicar a los ovarios que dejen de producir estrógenos. Ello resulta en una menor estimulación y actividad de la endometriosis.

> La dosis pequeña y constante de estrógenos y progesterona que proporciona la píldora es suficiente para indicar a los ovarios que dejen de producir estrógenos.

La opción de tratamiento más habitual en esta categoría es la píldora anticonceptiva que contiene una combinación estándar de estrógenos y progestina. Otras alternativas son el NuvaRing y el parche Ortho Evra. El parche, sin embargo, proporciona aproximadamente un 50 % más de estrógenos que una píldora anticonceptiva estándar de 35 mcg, y por lo tanto no es la mejor opción para el tratamiento de la endometriosis.

Si el médico te receta una píldora anticonceptiva en particular contra los síntomas de la endometriosis, puede ser que te vaya bien y que no te genere efectos secundarios. Si este es el caso, has encontrado un buen tratamiento para los síntomas de la endometriosis, pero no para la enfermedad en sí.

Desafortunadamente, la píldora no siempre es efectiva. Además, las pacientes pueden sufrir efectos secundarios significativos, como aumento de peso, migrañas, mal humor, acné, náuseas, un descenso de la libido y trastornos del sueño. El sangrado intermenstrual es otro posible efecto secundario. En estos casos, otra píldora anticonceptiva puede irte mejor. Elígela de acuerdo con tu médico.

Tratamiento con danazol

El danazol, comercializado como Danocrine, es una hormona sintética (no tiene nada de natural) que es un cruce entre la progesterona y la testosterona. Si una mujer con endometriosis siente un dolor intenso alrededor de la menstruación y solo un dolor mínimo durante el resto del mes, interrumpir el periodo puede ser una opción de tratamiento muy efectiva. Desafortunadamente, un porcentaje significativo de mujeres siguen teniendo el periodo incluso a pesar de tomar la píldora anticonceptiva continuamente. El Danocrine puede ser una opción de tratamiento efectiva, ya que este medicamento detiene, generalmente, el periodo de la mujer mientras lo toma.

Pero el danazol también tiene inconvenientes potenciales significativos, que incluyen la posibilidad de acné, que la piel se vuelva grasa, crecimiento adicional de vello y una voz cada vez más profunda. Son efectos poco habituales de todos modos, y la medicación se puede suspender inmediatamente si se presenta alguno de ellos. En este caso, los efectos secundarios no tardarán en remitir.

Tratamiento con agonistas de la GnRH

El Lupron es un medicamento del tipo *agonistas de la GnRH*. *GnRH* significa 'hormona liberadora de gonadotropina', y *agonista* indica que el fármaco activa los mismos receptores celulares que la hormona natural. La hormona liberadora de gonadotropina es secretada por el hipotálamo, en pequeñas dosis a intervalos concretos. Esto, a su vez, estimula a la glándula pituitaria, situada en la base del cerebro, a liberar la hormona foliculoestimulante (FSH) en el torrente sanguíneo, la cual estimula a los ovarios a madurar un óvulo y producir estrógenos. Los agonistas de la GnRH detienen temporalmente la producción de estrógenos en los ovarios.

De entrada, puede parecer contradictorio que tomar un medicamento que hace lo mismo que la hormona natural pueda tener el efecto opuesto. Ocurre sin embargo que el agonista de la GnRH se libera continuamente, no de forma intermitente como la hormona natural. La estimulación continua del hipotálamo por parte del agonista de la GnRH detiene la liberación de la FSH y, por tanto, la actividad de los ovarios. Tan pronto como el Lupron deja de estar presente, se reanuda la liberación episódica de la hormona liberadora de gonadotropina, al igual que la ovulación y la producción de estrógenos por parte de los ovarios.

Puesto que los estrógenos estimulan el avance de la endometriosis, la idea es que la menopausia médica inducida temporalmente por el Lupron dé lugar a un medio corporal bajo en estrógenos y que ello desactive el proceso de la endometriosis. Sin embargo, incluso en las mejores circunstancias este tratamiento proporciona solamente un alivio temporal del dolor. Además, el uso de agonistas de la GnRH para el tratamiento de la endometriosis presenta varios problemas significativos. Uno de ellos es que es posible que no funcionen. La endometriosis puede producir sus propios estrógenos y, en estos casos, el Lupron no elimina la actividad o el dolor que provoca. Y cuando la enfermedad está avanzada, incluso si el Lupron reprime la actividad de los implantes endometriósicos, no hace nada para aliviar el dolor causado por la cicatrización y la fibrosis ocasionados por el tejido endometriósico* invasivo.

Los efectos secundarios del tratamiento con un agonista de la GnRH pueden ser graves. Algunos de los más habituales son sofocos, sudores nocturnos, cambios de humor, irritabilidad, náuseas, insomnio y, posiblemente, confusión mental. También es preocupante el riesgo de perder masa ósea, razón por la cual este medicamento solo está aprobado para ser consumido durante seis meses. Puede haber indicaciones para un uso prolongado, pero en estos casos se han incorporado nutrientes o fármacos para estimular el crecimiento óseo y el control de la densidad ósea.

La gran mayoría de los médicos que optan por este tratamiento recetan a la paciente un agonista de la GnRH de acción prolongada como el Lupron Depot. La acción de este fármaco persiste entre uno y tres meses, dependiendo de la dosis administrada. Pero no tiene sentido emprender un tratamiento de acción prolongada que no ofrece ninguna posibilidad de curación, sino que todo lo que hace es contribuir a aliviar los síntomas temporalmente. Además, hay una probabilidad bastante alta de que este medicamento genere unos efectos secundarios graves e inaceptables, que tardan en desaparecer. ¿Por qué no empezar con un agonista de la GnRH de acción corta como el Synarel, un espray nasal que se administra dos veces al día? Si la paciente lo encuentra efectivo y experimenta unos efectos secundarios mínimos, puede pasar a un fármaco de acción prolongada como el Lupron Depot. En cambio, si experimenta unos efectos secundarios significativos, puede dejar de administrarse el aerosol y los efectos del medicamento desaparecerán con bastante rapidez.

---

* Es importante recordar que, en esta obra, *tejido endometriósico* hace referencia al tejido endometrial que se encuentra fuera de lugar, ocasionando la endometriosis. (N. del T.)

Tratamiento con inhibidores de la enzima aromatasa

La enzima aromatasa convierte una hormona precursora (la testosterona) en estrógenos. El bloqueo de esta enzima evita que puedan producirse estrógenos en cualquier parte del cuerpo, lo cual puede incluir los implantes endometriósicos. El letrozol (Femara) y el anastrozol (Arimidex) son ejemplos de inhibidores de la enzima aromatasa. Desafortunadamente, este tipo de fármacos no proporcionan una cura para la endometriosis. Su eficacia es solo temporal y pueden provocar los mismos efectos secundarios graves que los agonistas de la GnRH (como el Lupron), incluida la pérdida significativa de masa ósea. Además, no son efectivos con todos los dolores relacionados con la endometriosis.

El tratamiento quirúrgico

Desafortunadamente, la mayoría de los cirujanos que tratan la endometriosis aún usan la cauterización o fulguración –la quema, básicamente– para tratar los implantes endometriósicos. Esto da como resultado una quema quirúrgica de tejido muy inespecífica. Además, este enfoque generalmente deja en el organismo una cantidad significativa de tejido endometriósico, el resultado de lo cual es un avance continuo de la enfermedad y un retorno relativamente rápido de los síntomas y el dolor. En un estudio reciente, el análisis tisular de muestras tratadas con cauterio monopolar reveló la presencia de tejido endometriósico residual el 81 % de las veces; en el caso del tratamiento con cauterio bipolar, se reveló la presencia de tejido residual en un 90 % de los casos.[2]

¿Cómo podría un cirujano con buena conciencia someter a su paciente a una intervención quirúrgica cuando solo hay entre un 10 y un 19 % de probabilidades de erradicar la enfermedad? No es de extrañar que la cirugía de cauterización tenga la reputación de ser poco efectiva y que el índice de recidiva sea elevado.

Parece haber una disparidad significativa en el resultado del tratamiento de la endometriosis según si la operación la practican médicos especializados en endometriosis con experiencia en la extirpación del tejido endometriósico o si la practican ginecólogos no especializados que cauterizan o queman el tejido. Los primeros obtienen mejores resultados.

La cirugía basada en la quema es desagradable y obsoleta. Si bien es técnicamente mucho más fácil y rápido practicar esta cirugía que la de escisión, creemos que es hora de relegar este procedimiento a los libros de historia. En cambio, la cirugía de escisión elimina por completo el tejido endometriósico en la gran mayoría de los casos; los índices de éxito del tratamiento son elevados, y la recidiva es poco frecuente. Nuestros propios datos muestran que la cirugía de escisión practicada en nuestras pacientes (que, en promedio, han pasado por tres o cuatro intervenciones quirúrgicas en otros lugares) conlleva una reducción media del dolor del 75 %, y más de la mitad dejan de experimentar cualquier tipo de dolor asociado con la enfermedad. Solo el 15 % de estas pacientes, aproximadamente, deben volverse a operar, y solamente la mitad de estas segundas operaciones revelan la presencia de tejido endometriósico.

La cirugía de escisión amplia

A medida que un número cada vez mayor de pacientes aprecian la importancia de la cirugía de escisión frente a la ineficaz cirugía basada en la quema, cada vez hay más médicos dispuestos a proporcionar este tratamiento. El problema es que algunos cirujanos cortan una pequeña parte de tejido endometriósico, a veces en combinación con la cirugía de quemadura, y lo llaman cirugía de escisión. Pero la escisión amplia requiere la capacidad de reconocer y extirpar *todo* el tejido endometriósico. Quitar una pequeña porción, por medio de la escisión solamente o en combinación con la quema, no es cirugía de escisión amplia, y afirmar lo contrario es un engaño. Además, esta falsa escisión amplia es una práctica ineficaz.

La escisión amplia consiste en que el cirujano corta alrededor y debajo de los bordes externos de toda la zona afectada por la endometriosis. Tal vez suene simple, pero puede ser muy difícil, ya que el duro y fibroso tejido endometriósico está esencialmente «pegado» al delicado tejido que conforma las paredes del intestino, la vejiga, los vasos sanguíneos o los uréteres (los conductos que van de los riñones a la vejiga). Estas estructuras vitales pueden dañarse fácilmente durante la extirpación del tejido endometriósico. La extirpación efectiva (es decir, total) y segura del tejido intruso requiere de unas habilidades quirúrgicas altamente especializadas que no se enseñan durante los ocho años de formación que reciben los ginecólogos.

En ciertos casos, puede ser apropiado extirpar el útero o los ovarios, es decir, practicar una histerectomía, pero esto no es óbice para que el tejido endometriósico se erradique totalmente por medio de la escisión amplia. Las situaciones en las que cabe plantearse llevar a cabo una histerectomía son las siguientes:

- Una adenomiosis significativa.
- Una congestión pélvica significativa.
- Un historial de periodos muy problemáticos desde que comenzaron, a pesar de la extirpación completa del tejido endometriósico.

- Presencia de fibromas sintomáticos.
- Cuando ya no se van a tener más hijos.

La decisión de someterse a una histerectomía es muy importante y personal. La mujer siempre debe estar bien informada sobre los pros y los contras en función de su situación y sus necesidades y creencias. Con la histerectomía se puede extirpar el cuerpo uterino (la parte donde se originan las hemorragias y los calambres) pero dejar el cuello uterino. Es la conocida como *histerectomía supracervical por laparoscopia*. O bien se pueden eliminar tanto el cuerpo como el cuello uterino, en la *histerectomía total por laparoscopia*. Ninguno de estos dos procedimientos implica la extirpación de los ovarios, y por lo tanto no afectan a la producción hormonal. Estos dos tipos de histerectomía no provocan la menopausia en la paciente.

> La decisión de someterse a una histerectomía es muy importante y personal. La mujer siempre debe estar bien informada sobre los pros y los contras en función de su situación y sus necesidades y creencias.

Otra opción es extirpar un ovario, o ambos. Si se extraen los dos ovarios, se habrá provocado la menopausia por medios quirúrgicos. La extirpación de un ovario puede tomarse en consideración, aunque no es necesariamente obligatoria, si la paciente tiene un historial de endometriomas recurrentes («quistes de chocolate») o una extensión considerable de tejido cicatricial que le afecte al ovario y le produzca dolor.

La extirpación efectiva y completa del tejido intruso en la endometriosis de estadio III o IV requiere una formación muy especializada, unas habilidades quirúrgicas muy específicas y la debida experiencia. En los estadios avanzados, el tejido endometriósico puede invadir casi cualquier órgano de la zona pélvica, incluidos el intestino, los uréteres, la vagina y la vejiga. El enfoque preferido y más habitual es el consistente en erradicar el tejido intruso de estas estructuras vitales. En los casos en que un órgano ha sido reemplazado parcialmente por el tejido endometriósico, puede ser necesaria la extirpación de parte de ese órgano, seguida de la reconstrucción pertinente.

La cirugía de escisión amplia para la endometriosis es muy efectiva para eliminar los implantes endometriósicos y mejorar la calidad de vida de un gran número de pacientes. Lamentablemente, no es la respuesta completa en todos los casos. Parece que la mayoría de los centros especializados en endometriosis y de grupos de apoyo a las pacientes alientan la idea de que si se practica adecuadamente la cirugía de escisión amplia, se resolverá por completo la endometriosis. Si el dolor persiste, a menudo se les dice que no está relacionado con la enfermedad y que deben buscar ayuda por su cuenta. Además, muchas pacientes creen que si persiste o reaparece cualquier síntoma, ello es indicativo de que su endometriosis ha experimentado una recidiva. Pero esto no tiene por qué ser así; el dolor pélvico puede tener otras causas.

> **La cirugía de escisión amplia para la endometriosis es muy efectiva para eliminar los implantes endometriósicos y mejorar la calidad de vida de un gran número de pacientes.**

Preguntas frecuentes

P. ¿Es mejor la cirugía robótica que la laparoscopia tradicional?
R. El tratamiento quirúrgico de la endometriosis casi siempre se realiza por la vía laparoscópica. Sin embargo, existe la tendencia reciente, entre los ginecólogos en general, de usar la laparoscopia asistida por robots. Pero esta herramienta quirúrgica no proporciona ventajas para el tratamiento de la endometriosis, a pesar de

ciertas afirmaciones en sentido contrario. A un cirujano laparoscópico experimentado no le ofrece ningún beneficio; solo lo limita. Ahora bien, muchos ginecólogos están muy desorientados con la práctica de la cirugía laparoscópica tradicional, lo que limita los tipos de operaciones que pueden realizar. El robot ayuda sobre todo a que la intervención sea menos confusa para el cirujano, ya que le proporciona orientación espacial.

La endometriosis y el dolor pélvico son famosos por responder mal al tratamiento quirúrgico y por la alta tasa de recidiva que presentan. Desafortunadamente, gran parte, si no la mayor parte, de la cirugía que se practica actualmente para la endometriosis se lleva a cabo de forma incorrecta e inadecuada, tanto si se acude al abordaje laparoscópico tradicional como si se opta por recibir ayuda robótica. El tratamiento quirúrgico actual para la endometriosis y el dolor pélvico no es perfecto, pero si se realiza correctamente, es eficaz y proporciona buenos resultados.

El tratamiento holístico

La atención holística de la salud es la culminación de varias modalidades y marcos diferentes con el objetivo de abordar la salud en lugar de centrarse en una enfermedad o unos síntomas. Los fundamentos de un enfoque holístico contemplan que el paciente y el profesional o los profesionales pertinentes trabajen en equipo para fomentar las capacidades innatas de curación del cuerpo utilizando diversas prácticas de atención médica. Algunas posibles modalidades de tratamiento son cambios en la nutrición y la dieta, gestión del estrés, higiene del sueño, medicina epigenética, inmunoterapia, hierbas y suplementos, medicina energética y tratamientos convencionales.

Puede ser que algunos profesionales de la medicina integrativa tengan una escasa comprensión sobre la endometriosis y el dolor pélvico. Los tratamientos holísticos y la terapia son parte de la respuesta, pero también pueden ser bastante complejos y poco comprendidos, incluso por parte de muchos de los médicos especializados en este tipo de medicina. Desafortunadamente, el mensaje que con demasiada frecuencia se transmite a aquellos que están aprendiendo acerca de la atención integral u holística es que la endometriosis se trata fácilmente con suplementos y alguna manipulación hormonal. Muchos profesionales de la medicina integrativa no creen que la cirugía sea útil.

Pero están muy equivocados. Este es solo un ejemplo más de por qué es tan difícil para las mujeres con endometriosis encontrar un tratamiento correcto y equilibrado. El aspecto holístico es una parte muy importante del plan de tratamiento general para mejorar la salud de una persona, y estamos muy convencidos de la importancia de este tipo de tratamiento para las mujeres con endometriosis. La dieta y el estilo de vida son muy importantes a la hora de combatir esta afección. El uso de una combinación de tratamientos convencionales como la cirugía y diversos tratamientos holísticos y más «alternativos» parece ser lo más eficaz para luchar contra esta compleja enfermedad. Es por eso por lo que este libro incluye capítulos sobre la dieta y el estilo de vida.

Una nota personal del Dr. Cook sobre el enfoque holístico

No padezco endometriosis, pero sí sufro resistencia a la insulina. A lo largo de los años, había ganado algo de peso y cada vez necesitaba más medicamentos para controlar varios desarreglos: colesterol alto, hipertensión, asma... Soy médico, he consultado con otros colegas a lo largo de los años y me he sometido a tratamientos tradicionales. Sabía que debía seguir las recomendaciones que proporcionaba a mis propios pacientes sobre el estilo de vida y la dieta. Sin embargo, había caído en la misma trampa en la que muchos de nosotros caemos cuando se trata de nuestra propia salud.

Cuando decidí comprometerme con unos hábitos más saludables, estaba francamente asustado y no sabía si podría implementar los cambios necesarios. Era un auténtico adicto al azúcar (si has visto el documental Fed Up sabrás de lo que te hablo).

Danielle Cook, la actual directora de salud integral en Vital Health Institute y coautora de este libro, comenzó a trabajar en dicha institución en 2012. Después de unirse a nosotros, tuvo algunas dudas sobre la seguridad de su puesto de trabajo. No le preocupaba que la despidiéramos, le preocupaba que mi mala salud —una bomba de relojería— diera al traste con el proyecto. Ella me espoleó gentilmente para que comenzara a incluir algunos cambios en la dieta, me hizo apuntarme a clases de yoga y me alentó a que empezara a dedicarme más tiempo a mí mismo y, sobre todo, a que procurara no matarme. Básicamente, me dio los mismos consejos e información que puedes encontrar en este libro. Durante el año siguiente, perdí más de quince kilos y finalmente mi ingesta de medicamentos se redujo al mínimo. Mi analítica actual está dentro de los parámetros normales.

Ante los resultados me quedé sin palabras. Había sido un gran defensor teórico de la medicina holística durante años, pero fue Danielle la que me instó a ser coherente y seguir mis propias convicciones. Me ceñí a una dieta basada en alimentos de origen vegetal no procesados y hacía ejercicio casi todos los días. A pesar de mis conocimientos médicos, hasta entonces no había comprendido cuán poderosos son realmente estos cambios. El nuevo enfoque no solo solucionó mis problemas sino que arrojó unos resultados mucho mejores de los que hasta el momento había obtenido con el enfoque farmacológico de la medicina occidental.

Honestamente, una parte de mí estaba molesta. Me encantaban los dulces y el sabor de mis alimentos procesados. Realmente no quería renunciar a ellos permanentemente, pero alcancé el punto de no retorno y me negué a volver a mi anterior estado salud.

Ya han pasado casi tres años y medio desde aquellos cambios y continúo viviendo desde este nuevo enfoque. Es un nuevo estilo de vida, no una moda pasajera. Por supuesto que, al igual que un alcohólico, me siento tentado a diario y no soy perfecto, pero puedo afirmar que he encontrado un enfoque sostenible para una vida saludable.

Me emociona haber sido capaz de escribir un libro estimulante y asequible. Danielle y yo hemos reunido para ti toda la información que necesitas para tomar las riendas de tu salud. Muchas de vosotras estabais demandando desesperadamente una guía para salir del infierno de una vida limitada por la endometriosis. En mi consulta escuchaba una y otra vez: «Por favor, ayúdenme, haré lo que sea necesario para sentirme mejor». Este libro puede ser la hoja de ruta que estabas buscando. La segunda parte, que estás a punto de comenzar a leer, marcará la diferencia. Quiero que disfrutes de los mismos beneficios que yo mismo experimenté y, probablemente, de logros aún mayores. Puede que no sea fácil; incluso podría ser el reto más desafiante al que te hayas enfrentado. Lo fue para mí. Te animo encarecidamente a que profundices y encuentres la determinación que veo tan a menudo en las mujeres que sufren endometriosis. Confío en ti. Sé que puedes hacerlo. Tu salud y felicidad futuras están ahora en tus manos.

PLAN INTEGRAL DE ESTILO DE VIDA PARA GESTIONAR EL DOLOR PÉLVICO

Esta segunda parte consiste en un plan integral de estilo de vida que llega a la esencia de muchos problemas de salud subyacentes que contribuyen a la endometriosis y a los síntomas relacionados con esta. Aquí aprenderás cómo fortalecer tu cuerpo y mejorar tu salud lo máximo posible. Trataremos los siguientes temas: la desintoxicación, la reducción del estrés, la mejora del sueño, la recarga eléctrica de tu cuerpo, el ejercicio inteligente y efectivo y los suplementos y hierbas útiles. El capítulo seis aborda cómo optimizar los procesos naturales de desintoxicación del cuerpo por medio de la alimentación y diversas actividades, como el ejercicio y la sauna. El capítulo siete brinda información sobre cómo comenzar a practicar la reducción del estrés y proporciona una pequeña muestra de los métodos disponibles. El capítulo ocho está repleto de excelentes recursos para mejorar la calidad del sueño. En el capítulo nueve se expone cómo los distintos tipos de ejercicio pueden afectar a tu salud y tu bienestar (se incluye como ejemplo un programa de ejercicio que constituye una manera efectiva y segura de comenzar). El capítulo diez, que trata el tema de la recarga eléctrica del cuerpo, incluye información innovadora sobre la importancia de estar cargado eléctricamente y algunas prácticas sencillas de recarga energética, para que las incorpores a tu programa de curación. Y el capítulo once habla sobre los suplementos, que están clasificados por grupos, según los síntomas. Por ejemplo, hay listas de hierbas y suplementos que mejoran el sueño, otros que reducen la inflamación y otros que respaldan la función mitocondrial. (También se incluye un ejemplo de programa general de suplementación para la endometriosis).

A primera vista, esta parte puede parecer un poco abrumadora. Te aconsejamos que empieces por leer todos los contenidos por encima con la mente abierta. Luego, siéntate en un lugar tranquilo y anota algo que creas que podría beneficiar a tu salud y que sepas que podrás llevar a cabo. Por ejemplo, tal vez estés muy estresada y decidas empezar por hacer la respiración 4-7-8 dos veces al día durante una semana o dos. Cuando la hayas dominado y convertido en un hábito, tal vez decidirás añadir otro cambio en tu estilo de vida. Recuerda solamente que la salud es un espectro y que todo el mundo empieza en algún punto de él. El objetivo final es avanzar hacia un mejor estado de salud a lo largo de dicho espectro. Cada pequeño cambio que efectúas es un regalo que te estás dando a ti misma y un movimiento hacia delante en el proceso de curación.

Capítulo 6

Aligera tu carga tóxica

No hay duda de que el mundo moderno está cargado de sustancias químicas, muchas de las cuales son tóxicas para la salud humana. Aunque algunas de estas sustancias presentan beneficios y han facilitado muchos aspectos de nuestras vidas, también han producido daños colaterales. Ya hemos hablado del impacto de las toxinas en tu salud en general, en los trastornos del dolor pélvico y en la endometriosis (consulta el capítulo cuatro). Ahora que tienes una mejor comprensión de dónde se encuentran estas toxinas y cómo afectan negativamente a tu salud, queremos ofrecerte algunas soluciones destinadas a reducir la carga tóxica general de tu organismo y a incrementar la eliminación de las toxinas presentes en tu cuerpo por medio de estrategias relativas a la dieta y el estilo de vida.

Los sistemas de desintoxicación

Hay cinco órganos y un sistema que son fundamentales para la desintoxicación: el hígado, la piel, los riñones, el tracto gastrointestinal, los pulmones y el sistema linfático. Estos seis componentes trabajan juntos para reunir las toxinas del cuerpo, reducir su grado de toxicidad y expulsarlas. La micción, la defecación, la sudoración y la respiración son las principales formas en que el organismo humano excreta los compuestos tóxicos. Además, el sistema linfático es importante para que la desintoxicación sea óptima.

Los riñones y la micción

Los riñones son los principales órganos responsables de la desintoxicación a través de la micción. Procesan unos ciento noventa litros de sangre al día, de los cuales filtran casi dos litros de productos de desecho y toxinas. Estos residuos se combinan con el agua sobrante y se eliminan de forma segura del cuerpo mediante la micción. Este importante sistema de desintoxicación solamente puede funcionar bien si hay un volumen adecuado de agua fluyendo a través de los riñones para arrastrar los desechos.

El tracto gastrointestinal y la defecación

Este es quizá el método más importante de excreción de toxinas del cuerpo. A menudo solo se atribuye al tracto gastrointestinal el mérito de digerir los alimentos, absorber los nutrientes procedentes de estos y eliminar los fragmentos de comida no digerida. Pero debemos reconocerle más méritos. En el tracto gastrointestinal se vierten también muchas toxinas no deseadas: toxinas y desechos metabólicos procedentes del hígado (el principal órgano de desintoxicación del cuerpo), desechos metabólicos de bacterias intestinales, las toxinas y las sustancias químicas presentes en nuestros alimentos y bebidas y las toxinas producidas por bacterias, hongos y parásitos. Todos estos desechos tóxicos deben reunirse y evacuarse de los intestinos a través de la defecación.

La piel y la sudoración

La piel es el órgano más grande del cuerpo. Tiene muchas funciones, entre las que cabe destacar las siguientes:

* Regular la temperatura corporal.
* Evitar la pérdida de fluidos corporales.
* Constituir una barrera contra la penetración de sustancias tóxicas en el cuerpo.
* Ofrecer protección contra el sol y la radiación.
* Actuar como órgano sensorial para la percepción del tacto, el calor, el frío y las sensaciones sexuales y emocionales.
* Sintetizar la vitamina D.
* Proporcionar la estructura corporal.
* Excretar sustancias tóxicas a través de la sudoración.

Lo que revelan los estudios
La sudoración y la desintoxicación

En un estudio publicado en 2011 en *Archives of Environmental Contamination and Toxicology*, los investigadores concluyeron que «la sudoración inducida parece ser un método potencial para la eliminación de muchos elementos tóxicos del cuerpo humano».[1] Varios elementos tóxicos parecen ser excretados a través del sudor preferentemente. Hay estudios que han encontrado que la sudoración es útil para eliminar los ftalatos y los metales pesados. Dado que las toxinas pueden fomentar el desarrollo de afecciones relacionadas con las hormonas como la endometriosis, una mayor desintoxicación puede ayudar a controlar los síntomas, retrasar el avance de la enfermedad y reducir las probabilidades de recidiva después de la cirugía.

Los pulmones y la respiración

El oxígeno es vital para la vida humana. Incluso unos pocos minutos sin él pueden provocar daños en los tejidos, y una privación más prolongada puede provocar la muerte. Todas las células del cuerpo requieren un suministro continuo de oxígeno para funcionar. Esto incluye las células y los tejidos involucrados en la desintoxicación. Acaso te parezca poco relevante que estemos abordando este tema, desde el momento en que todos respiramos automáticamente. Sin embargo, la forma en que respiramos es importante. Muchos de nosotros nos hemos acostumbrado a respirar de forma superficial e incluso a contener la respiración. Esto puede ocurrir cuando estamos sometidos a estrés, cuando la función pulmonar es deficiente, cuando permanecemos mucho tiempo en una mala postura, cuando nuestros músculos están rígidos o cuando llevamos una vida sedentaria. En cada respiración intercambiamos oxígeno fresco por productos de desecho. La respiración superficial permite que el aire estancado y los contaminantes se acumulen en la parte inferior de los pulmones. Los pulmones son músculos, y al igual que otros músculos del cuerpo, requieren ejercitación. La respiración profunda permite que el aire rico en oxígeno alcance las profundidades de los pulmones y expulse las toxinas. Además, la respiración profunda rutinaria fortalecerá tus pulmones y hará que aspiren más aire altamente oxigenado y mejoren la desintoxicación.

> La respiración profunda permite que el aire rico en oxígeno alcance las profundidades de los pulmones y expulse las toxinas.

El sistema linfático y el drenaje

El sistema linfático consiste en nódulos llenos de líquido, vasos sanguíneos, glándulas y órganos; su red alcanza casi todas las partes del cuerpo. Este sistema tiene dos funciones principales: limpiar las toxinas y proteger contra las infecciones. Gracias al sistema linfático, las toxinas y los desechos son extraídos de los tejidos y depositados en el torrente sanguíneo. Los desechos se transportan al bazo, donde la sangre es purificada. El bazo contiene una reserva de glóbulos rojos y blancos, por lo que es un órgano óptimo para combatir las infecciones. Además de la defensa inmunitaria del bazo, una cantidad abundante de células inmunitarias viajan a través de la red linfática. Dado que en general se piensa que la endometriosis implica una desregulación inmunitaria y una desintoxicación deficiente, puede ser importante que el sistema linfático funcione de forma óptima para el tratamiento de la afección.

Para que tu sistema linfático funcione bien debes poner de tu parte. A diferencia del sistema circulatorio de la sangre, el sistema linfático no cuenta con una bomba. Por lo tanto, puede ralentizarse y estancarse, lo cual suele dar como resultado una acumulación de los desechos tóxicos. Esto puede experimentarse como inmunidad deficiente (infecciones crónicas), celulitis, edemas (retención de líquidos), dolor crónico y depósitos de grasa. La buena noticia es que puedes mejorar mucho el funcionamiento del sistema linfático con diversas actividades, manteniéndose hidratado y consumiendo determinadas hierbas.

Cómo apoyar los sistemas de desintoxicación
La micción

Beber la cantidad adecuada de líquido es fundamental para la correcta eliminación de toxinas a través de los riñones. Para que puedas determinar qué cantidad de líquido te corresponde beber, divide tu peso corporal por treinta. Según esta fórmula, si pesas 50 kilos, deberías beber al menos 1,6 litros al día. Si sudas o tienes diarrea, deberás incrementar la ingesta de líquidos para compensar la mayor pérdida. En general recomendamos beber agua, pero cualquier bebida que no contenga cafeína, como la limonada, las infusiones o el agua de coco (con moderación esta última), te ayudará a hidratar el cuerpo. También hay varios alimentos, hierbas y nutrientes que pueden ayudar a los riñones a llevar a cabo mejor la labor de desintoxicación; algunos ejemplos al respecto son el perejil, las frutas, las verduras, la hierba cola de caballo, la raíz de malvavisco, los arándanos, el jugo de remolacha, el zumo de limón y el vinagre de sidra ecológico.

La defecación

Para explicar cómo apoyar la eliminación a través de la defecación, es importante comprender los principales actores y funciones de este proceso:

El equilibrio bacteriano

Hay cien billones de bacterias (que pesan 1,36 kilos aproximadamente) residiendo en tu tracto gastrointestinal. Este complejo sistema de vida cumple varias funciones importantes en el cuerpo; sin embargo, en este momento nos enfocaremos solamente en su papel en la desintoxicación. Hay distintas cepas bacterianas en el intestino, algunas que benefician a nuestra salud y otras que la perjudican. Mantener más alto el número de bacterias beneficiosas ayuda a este ejército a superar en número a las bacterias patógenas y a evitar que proliferen excesivamente.

En nuestra clínica acostumbramos a usar lo que comúnmente se conoce como el Programa 5R para reparar y reequilibrar el intestino. Este programa fue diseñado para tratar infecciones gastrointestinales, restablecer un equilibrio microbiano saludable, reparar la barrera intestinal, reequilibrar las hormonas importantes que intervienen en una digestión adecuada y mejorar la digestión reemplazando las enzimas digestivas o el ácido estomacal inadecuados. Los cinco pasos del Programa 5R (denominado así porque en inglés los cinco conceptos empiezan con la letra erre) son: eliminar, reemplazar, volver a inocular, reparar y reequilibrar. Estos pasos pueden darse simultáneamente o en una progresión paso a paso, según las necesidades de cada individuo.

1. **Eliminar.** El objetivo aquí es eliminar cualquier factor gastrointestinal estresante. Entre estos factores hay sensibilidades alimentarias, parásitos y virus, además de bacterias y levaduras patógenas. La primera fase de la estrategia dietética para la endometriosis (ver el capítulo doce) te ayudará a «matar de hambre» a muchos de ellos. Una adición de varios fármacos o hierbas puede ser útil para erradicar un patógeno en particular.

2. **Reemplazar.** El objetivo de este paso es reemplazar las secreciones digestivas esenciales para una digestión adecuada. Estas secreciones pueden haberse visto reducidas a causa de la dieta, los medicamentos, los problemas de salud, el estrés, el envejecimiento y otros factores. Ejemplos de secreciones digestivas que reemplazamos a menudo son las enzimas digestivas, el ácido clorhídrico y los ácidos biliares. Por ejemplo, se necesita una cantidad adecuada de ácido estomacal para iniciar el

> Las secreciones digestivas esenciales para una digestión adecuada pueden haberse visto reducidas a causa de la dieta, los medicamentos, los problemas de salud, el estrés, el envejecimiento y otros factores.

proceso de digestión de las proteínas. Si la cantidad de ácido estomacal es demasiado baja, las proteínas de los alimentos no se digieren por completo. Esto hace que las proteínas sean fermentadas por las bacterias intestinales (lo cual puede ocasionar hinchazón y gases) y que aparezcan sensibilidades alimentarias, que la barrera intestinal resulte dañada y que se manifiesten otros trastornos digestivos, como el estreñimiento. Es posible que recomendemos un suplemento de hidrocloruro de betaína con las comidas para incrementar el ácido estomacal y mejorar la digestión.

3. **Volver a inocular.** El objetivo de este paso es reequilibrar la flora intestinal. La segunda fase de la estrategia dietética para la endometriosis (ver el capítulo trece) te ayudará a restituir las bacterias beneficiosas, como las bifidobacterias y los lactobacilos. Esto se logra llevando una dieta rica en alimentos prebióticos (los que alimentan a las bacterias beneficiosas) y probióticos (los que añaden bacterias saludables al intestino). Algunos ejemplos de alimentos prebióticos son la cebolla, la jícama, la alcachofa y los espárragos. Y ejemplos de alimentos probióticos son productos fermentados como el kéfir, el chucrut y el yogur. También recomendamos la ingesta de suplementos probióticos específicos cuando es necesario.

4. **Reparar.** El objetivo de este paso es reparar el revestimiento del tracto gastrointestinal. Hay varios alimentos y nutrientes que son útiles para esta finalidad. Todas las fases de la estrategia dietética para la endometriosis incluyen alimentos que contienen estos nutrientes clave. La suplementación dirigida puede acelerar la reparación.

Son suplementos habituales el zinc-carnosina, el aceite de pescado, la glutamina y las vitaminas A, C y E.

5. **Reequilibrar.** Este último paso del Programa 5R se suele pasar por alto. El objetivo es reequilibrar el sistema nervioso y las hormonas, que desempeñan un papel integral en la salud gastrointestinal. Por ejemplo, el estrés crónico puede elevar los niveles de cortisol, lo cual suele conducir a filtraciones y daños en el revestimiento gastrointestinal. Este paso implica practicar la reducción diaria del estrés, dormir entre siete y nueve horas cada noche, hacer ejercicio con regularidad y tomar decisiones favorables a un estilo de vida saludable.

La motilidad

La motilidad gastrointestinal deficiente es una causa del estreñimiento, uno de los problemas de salud más habituales entre las personas que acuden a nuestra clínica. Este trastorno puede deberse a varias razones: una ingesta de líquidos inadecuada, daños en los nervios del tracto gastrointestinal, déficit de neurotransmisores, exceso de actividad parasimpática (estrés crónico), demasiada fibra o demasiado poca, bloqueos estructurales tales como bucles ciegos en el intestino y estenosis, inflamación intestinal y un desequilibrio o una proliferación excesiva de la flora intestinal. Es importante que investigues la causa raíz de tu estreñimiento; de todos modos, puedes probar a efectuar algunos cambios para encontrar cierto alivio (consulta la siguiente «Lista de cosas por hacer»).

Lista de cosas por hacer
Cómo aliviar el estreñimiento

Prueba a adoptar un cambio tras otro:

1. Bebe mucha agua. Trata de beber, en litros, tu peso corporal dividido por treinta.
2. Proponte consumir entre 25 y 50 g de fibra al día. Puedes lograrlo si incrementas el consumo de frutas, verduras y cereales integrales que no contengan gluten (las elecciones alimentarias variarán según la fase de la estrategia dietética para la endometriosis en la que te encuentres). Aumenta *siempre* el consumo de fibra lentamente y asegúrate de elevar la ingesta de líquidos a medida que vas consumiendo más fibra. De lo contrario, el exceso de fibra y la falta de líquido pueden agravar tu estreñimiento. Para hacer una analogía, supón que la fibra es una esponja. Te interesa que se vuelva suave y flexible, no que permanezca dura e inflexible. Si el hecho de añadir fibra a tu dieta ocasiona que tengas más gases y estreñimiento, ello puede ser indicativo de una proliferación excesiva de bacterias en el intestino delgado, y añadir fibra a tu dieta en este momento puede no ser la respuesta; tal vez debas esperar hasta la segunda o tercera fase de la estrategia dietética.
3. Haz unas cuantas respiraciones profundas antes de las comidas, durante un lapso de dos a cinco minutos. Esta práctica relajará tu tensión muscular, activará tu sistema nervioso parasimpático (el que se ocupa del «descanso y la digestión») y activará tu nervio vago (importante para una digestión adecuada). El ejercicio de respiración 4-7-8 es extremadamente efectivo (en el siguiente capítulo se explica cómo realizarla). Para empezar, haz cuatro rondas de esta respiración. Podrás incrementar la cantidad de rondas a medida que te vayas sintiendo más a gusto.
4. Frótate el vientre suavemente. Hazlo en el sentido de las agujas del reloj durante unos minutos antes y después de comer. Esta práctica fomenta el movimiento descendente de los alimentos a través del tracto digestivo.
5. Toma citrato de magnesio, antes de acostarte. En general, recomendamos empezar con 400 mg y añadir entre 100 y 200 mg

más a esta ingesta cada pocas noches, hasta que logres tener una evacuación intestinal suave y unas heces bien formadas a la mañana siguiente.

6. Prueba a tomar un probiótico. Si está a tu alcance, empieza con nuestro favorito, MegaSporeBiotic. Al principio, toma uno diariamente con una comida y observa cómo te sientes. Si tus síntomas empeoran, prescinde de él y prueba a tomarlo de nuevo cuando te encuentres en la segunda fase de la estrategia dietética. Otro probiótico útil es el Align. Contiene el *Bifidobacterium infantis*, que puede ayudar a combatir el estreñimiento. Hay indicios de que el *Bifidobacterium infantis* tiene algunos efectos procinéticos, es decir, que contribuye a la motilidad.

La sudoración

La piel es tu mayor órgano de desintoxicación. Sudar es una excelente forma de desintoxicar el cuerpo. Afortunadamente, existen varios métodos para elevar la temperatura corporal y estimular la desintoxicación a través de la sudoración. Estos son algunos de nuestros métodos favoritos:

Saunas de infrarrojos lejanos

Las saunas de infrarrojos son una gran opción para desintoxicarse de metales pesados y sustancias químicas. Las bombillas infrarrojas calientan los tejidos a una profundidad de varios centímetros, lo que incrementa la temperatura corporal y estimula la sudoración. Además, se mejora la circulación, lo que ayuda a eliminar las toxinas y oxigenar los tejidos. Calentar el cuerpo también puede ayudar a matar los virus y otros microorganismos perjudiciales. Las recomendaciones generales para las saunas de infrarrojos son las siguientes: de 49 °C a 82 °C durante un período de quince a treinta minutos. Si nunca has utilizado una sauna antes, comienza con unos pocos minutos, y añade un minuto a cada sauna posterior, hasta llegar a los quince-treinta. También es importante que te duches inmediatamente después de la sesión, con el fin de desprenderte de las toxinas liberadas; de otro modo, tu piel las reabsorberá.

Puedes comenzar con una sauna unos días a la semana e ir incrementando la frecuencia, hasta llegar a una diaria. Y ten en cuenta que a través del sudor no solo se liberan sustancias químicas y metales pesados, sino también minerales beneficiosos, los cuales es importante recuperar. Las algas marinas, la alfalfa, la ortiga y la sal rica en oligoelementos (como la Real Salt) contienen abundantes minerales.

BioMat

El RichWay BioMat utiliza una combinación de rayos infrarrojos lejanos, iones negativos y las propiedades conductoras de los cristales de amatista. Es un dispositivo aprobado por la Administración de Alimentos y Medicamentos estadounidense para la relajación de los músculos y el aumento de la circulación local donde se aplica. Se puede usar para aliviar temporalmente el dolor y apoya al sistema inmunitario, mejora el sueño (si el sueño deficiente tenía que ver con el dolor), reduce la inflamación e incrementa la oxigenación de los tejidos. Además, el BioMat de tamaño profesional se puede utilizar para la desintoxicación si se usa en un entorno de altas temperaturas (por infrarrojos) para inducir la sudoración. Para más información sobre el RichWay BioMat, consulta www.vitalhealth.com, pestaña «Store» (en inglés).

Ejercicio

El ejercicio presenta muchos beneficios para la salud. La desintoxicación es uno de ellos. El ejercicio incrementa de múltiples maneras la capacidad del cuerpo de desintoxicarse. Si haces ejercicio vigoroso o en un clima cálido, eliminarás toxinas a través de la piel al sudar. Además, el hecho de mover los músculos estimula el sistema linfático. Y gracias al ejercicio el cuerpo produce más antioxidantes y proteínas protectoras importantes. Por ejemplo, cuando haces ejercicio, especialmente en episodios cortos e intensos, produces más glutatión. El glutatión es el principal antioxidante del organismo y también desempeña un papel fundamental en la desintoxicación. Las investigaciones han revelado que las células endometriósicas padecen un mayor estrés oxidativo (tienen más radicales libres) y presentan alteraciones en sus procesos de desintoxicación.

Baños calientes

No hay literatura científica dedicada específicamente al uso del baño para la desintoxicación. Sin embargo, hay resultados que respaldan varios aspectos de esta popular recomendación. En la segunda edición de su libro *Beating Lyme Disease* [Vencer la enfermedad de Lyme], el doctor David Jernigan recomienda encarecidamente los baños de desintoxicación con sales de Epsom. Tiene un blog maravilloso (http://beatinglymedisease.blogspot.com/2011/) sobre este tema; ofrece una explicación detallada de cada ingrediente e instrucciones fáciles de seguir para preparar el baño (en inglés).

El drenaje linfático

Hay varias maneras de incrementar la circulación linfática y mejorar la desintoxicación. Estas son algunas de nuestras favoritas:

Cepillar la piel seca

Esta es una técnica ayurvédica muy utilizada para mejorar el flujo linfático y estimular la circulación linfática. El cepillado de la piel seca estimula las glándulas sudoríparas, abre los poros y elimina las células muertas de la piel. Esta técnica puede ayudar con ciertas afecciones cutáneas y reducir la celulitis. El cepillado de la piel seca es fácil de llevar a cabo; recomendamos hacerlo a diario antes de ducharse. Con un cepillo seco de cerdas gruesas, cepilla la piel con movimientos cortos en dirección al corazón. Empieza por los dedos de las manos y los pies y avanza hacia el tronco.

Saltar en una cama elástica

Saltar arriba y abajo en una cama elástica no solo es divertido sino que también es una de las formas más fáciles de bombear el sistema linfático estimulando el flujo sanguíneo. Hay estudios que han demostrado que puede ser muy efectivo realizar este ejercicio entre diez y treinta minutos diarios.

Yoga

El yoga mejora el flujo linfático de varias maneras: las posturas invertidas, como apoyar las piernas en la pared en sentido ascendente o la postura sobre la cabeza, ayudan a drenar la linfa (líquido que contiene glóbulos blancos) hacia el corazón, lo cual incrementa la velocidad de su circulación y filtración; las posturas de torsión comprimen los músculos y los órganos, lo que obliga a la linfa a salir de los tejidos y, por último, los movimientos del yoga hacen que los músculos se vayan contrayendo y relajando, y así se impulsa la circulación de la linfa por el cuerpo.

Ejercicio

Como se mencionó anteriormente, el ejercicio es una forma de estimular el sistema linfático y fomentar la desintoxicación y ayuda a elevar los niveles de glutatión, el cual evita que las células se vean dañadas y desempeña un papel fundamental en la desintoxicación. Además, si sudamos también liberamos toxinas a través de la piel.

Agua

Como se mencionó anteriormente, el agua juega un papel muy importante en la desintoxicación. El sudor, la orina y las heces contienen agua; estos tres productos de desecho constituyen los principales mecanismos de eliminación del cuerpo. Si sudas o tienes diarrea, deberás beber más líquido para compensar la mayor pérdida. Consulta, en este capítulo, el apartado dedicado a la micción para informarte de cuál es la cantidad de agua que deberías beber.

La respiración profunda

Cuando respiramos profundamente, llevamos más oxígeno al cuerpo. El oxígeno es esencial para la absorción de vitaminas y nutrientes, que se utilizan en las reacciones enzimáticas de desintoxicación. También incrementa la producción de glóbulos blancos y mejora el flujo linfático. La expansión y contracción del diafragma estimula el sistema linfático de forma similar al ejercicio.

Desintoxicación por medio de la respiración profunda

En un estudio llevado a cabo con adictos a la heroína que estaban en proceso de desintoxicación, se analizó la orina de los participantes para medir la presencia de metabolitos de la heroína. Los investigadores encontraron que aquellos que estaban en el grupo que practicó la respiración profunda expulsaron la heroína de su organismo significativamente más deprisa que los participantes ubicados en otros grupos.[2]

Metilación

La metilación es un proceso bioquímico importante presente en prácticamente todos los sistemas corporales. Tiene lugar miles de millones de veces por segundo. Este proceso enciende y apaga los genes, repara el ADN, desempeña un papel fundamental en la desintoxicación, recicla importantes moléculas implicadas en este proceso, equilibra los neurotransmisores esenciales para la estabilización del estado de ánimo, fortalece el sistema inmunitario y modula la inflamación. La metilación deficiente incrementa el riesgo de padecer diversas enfermedades (consulta el recuadro «Riesgos de una metilación deficiente», a continuación).

> La metilación deficiente incrementa el riesgo de padecer diversas enfermedades.

El proceso de metilación puede verse afectado por la genética, la dieta, el tabaquismo, la malabsorción, el déficit de ácido estomacal, ciertos medicamentos (por ejemplo, los anticonceptivos orales y los inhibidores de la bomba de protones), el hipotiroidismo, las enfermedades renales, el embarazo y la elevada exposición a toxinas. Hay formas de obtener información sobre el funcionamiento de la metilación, como evaluar el tamaño de los glóbulos rojos o los niveles de homocisteína, los de vitamina B_{12} y los de aminoácidos en la orina. Además, pueden realizarse pruebas genéticas para determinar la presencia de polimorfismos o defectos genéticos.

Puedes mejorar tu metilación de varias maneras. Además de seguir la dieta pertinente, según las tres fases de la estrategia alimentaria para la endometriosis, te sugerimos que adoptes estas medidas:

- Evita la cafeína (el exceso de consumo agota las vitaminas B).
- Limita la ingesta de alcohol a tres bebidas o menos por semana (el alcohol agota las vitaminas B).
- No fumes (fumar inactiva la vitamina B_6).
- Evita los medicamentos que interfieren en la metilación.
- Logra un equilibrio microbiano intestinal saludable.
- Incrementa la producción de ácido estomacal (si es necesario).
- Prueba a tomar suplementos para la metilación (consulta el capítulo once).

Riesgos de una metilación deficiente

- Osteoporosis
- Diabetes
- Displasia cervical
- Cáncer
- Depresión
- Demencia
- Enfermedades cardíacas
- Accidentes cerebrovasculares
- Infecciones crónicas
- Síndrome del intestino irritable
- Síndrome de fatiga crónica
- Desequilibrios hormonales

Capítulo 7

Doma el monstruo del estrés

La reducción del estrés debe ser una parte integral de cualquier plan de tratamiento de las enfermedades crónicas, incluida la endometriosis. Cuando sepas un poco más sobre la respuesta de estrés y los cambios que produce en tu cuerpo, podrás comprender mejor por qué el estrés puede empeorar los síntomas de tu endometriosis. Llevar a cabo un programa diario de reducción del estrés y resolver los traumas del pasado puede ser esencial para la mejora de tu salud general y para mantener los síntomas de la endometriosis bajo control.

> Llevar a cabo un programa diario de reducción del estrés y resolver los traumas del pasado puede ser esencial para la mejora de tu salud general y para mantener los síntomas de la endometriosis bajo control.

Algunas personas imaginan que deberán estar sentadas durante horas en meditación profunda para reducir su estrés, y esta perspectiva les parece muy poco atractiva, incluso desagradable. Afortunadamente, la meditación es solo una de las muchas herramientas disponibles para combatir el estrés. Además, puedes mezclar y combinar diversas técnicas de reducción del estrés, en función de las necesidades que tengas en distintos momentos. Por ejemplo, si estás estresada y te sientes nerviosa y angustiada, es probable que prefieras reducir el estrés por algún medio que implique actividad –como el baile, tocar música, el *shaking* (mover el cuerpo o partes de él con mucha rapidez, como si estuviese temblando) o la técnica de liberación emocional (consulta el recuadro que se le dedica más adelante, en este mismo capítulo)– en lugar de practicar la meditación sentada. Sin embargo, si tu estrés está más relacionado con el agotamiento, puede irte bien la meditación, el yoga suave o la visualización guiada.

Este libro no es una guía para la reducción del estrés. Hay varios recursos maravillosos disponibles para este propósito. Pero hemos querido incluir algunas técnicas e ideas básicas relativas a la reducción del estrés para que puedas añadirlas a tu caja de herramientas destinadas a controlar tu endometriosis, si lo estimas oportuno. No ofrecemos una lista exhaustiva de recursos, sino algunos de nuestros favoritos, para que ello te sirva como punto de partida. Además, en el capítulo once incluimos una lista con algunos suplementos y hierbas que se ha demostrado que ayudan al cuerpo cuando está sometido a un estrés continuo.

Suplementos y hierbas para el estrés

Hay muchos suplementos disponibles en el mercado destinados a reducir el estrés. Algunos cuentan con un mayor aval científico que otros a este respecto. Y hay que tener en cuenta que los suplementos para el estrés no pueden reemplazar los cambios que haya que efectuar en el estilo de vida. Por ejemplo, si sigues sobresaturando tu agenda, duermes solo cinco horas cada noche y llevas una dieta poco saludable, tomar un suplemento para ayudar a tu cuerpo estresado no será muy efectivo. Además, estos suplementos están pensados, en general, para combatir el estrés crónico, y no los episodios de estrés agudo. En el capítulo once encontrarás una lista completa de los suplementos y las hierbas que pueden ayudar a gestionar el estrés a las mujeres con endometriosis y dolor pélvico. Ten en cuenta que las dosis que se indican constituyen una orientación general. Antes de usar cualquiera de esas hierbas o suplementos, habla de ello con un profesional cualificado.

Consideraciones sobre tu programa de reducción del estrés

Iniciar un régimen de reducción del estrés puede parecer intimidante; puedes verlo como un compromiso o tarea más en tu larga lista. Aquí tienes algunos consejos y recomendaciones que te ayudarán a prepararte para este importante viaje sanador:

- Toma la decisión y adopta el compromiso de practicar la reducción del estrés. Este es un maravilloso regalo que puedes ofrecerte a ti misma. Considéralo como una oportunidad de cuidarte y practicar el amor hacia ti misma.
- Comprométete a practicar todos los días. Si es posible, resérvate uno o más lapsos de tiempo específicos para practicar a diario. Ponlo en tu agenda como una prioridad. Algunas personas encuentran que es más fácil realizar la práctica a primera hora de la mañana, antes de que otras tareas y responsabilidades absorban su tiempo.
- Plantéate probar durante dos semanas con cada una de las técnicas de reducción del estrés que se presentan en este capítulo. Puede ser que descubras que hay determinadas

técnicas que te van mejor que otras. Esta es solo una oportunidad más de conocer tu cuerpo de manera positiva.

- Sé amable y paciente contigo misma. No te juzgues. Puede ser que te pierdas días de práctica ocasionalmente, o incluso que dejes de practicar durante varias semanas consecutivas. O tal vez sientas que no estás aplicando do correctamente la técnica. Recuerda que estás *practicando*. Y como ocurre con cualquier nueva habilidad que intentes desarrollar, necesitarás un tiempo para sentirte cómoda con ella, y deberás ejecutarla una y otra vez para que cuaje como una nueva rutina. Lo mejor de las prácticas de reducción del estrés es que son increíblemente indulgentes, y que no hay una forma correcta o incorrecta de llevarlas a cabo.

Lo mejor de las prácticas de reducción del estrés es que son increíblemente indulgentes, y que no hay una forma correcta o incorrecta de llevarlas a cabo.

- Si tienes un horario muy apretado, incorpora la reducción del estrés a tu vida diaria. Por ejemplo, puedes meditar mientras viajas en el autobús o el tren o mientras esperas una cita. Practica la respiración profunda mientras estés realizando las tareas del hogar, cortando el césped o paseando al perro. Si haces ejercicio, centra la atención en tu cuerpo y coordina la respiración con los movimientos en el entrenamiento con pesas.
- Plantéate llevar un diario. Escribe qué tipo de técnica de reducción de estrés has ejecutado, cómo te has sentido antes y después y durante cuánto tiempo la has practicado.
- Desactiva el sonido de tu teléfono.
- Si vives con otras personas, pídeles que respeten tu privacidad durante tu práctica de reducción del estrés. Si es necesario, explícales por qué estás haciendo eso; hazles saber

que al practicar técnicas de reducción del estrés estarás más relajada y feliz ¡y que será más agradable tenerte cerca!

- Viste apropiadamente. La ropa suelta es ideal para practicar la respiración, la meditación sentada, la visualización guiada, la oración y la técnica de liberación emocional. Asegúrate de estar suficientemente abrigada, pero no demasiado.

La respiración profunda, abdominal

La mayoría de las personas respiran de forma muy superficial y aprovechan muy poco su capacidad pulmonar. Respirar profundamente, desde el vientre, aporta más oxígeno al cuerpo que las respiraciones muy superficiales, efectuadas desde la parte superior del pecho. Cuanto más oxígeno le ofrezcas a tu cuerpo, mejor te sentirás. El oxígeno es esencial para que tus células produzcan la energía adecuada.

Cuando haces lo que se conoce como *respiración abdominal*, *diafragmática* o *profunda*, activas instantáneamente el sistema nervioso parasimpático (la parte de tu sistema nervioso que está activa durante el sueño y la digestión). No tardarás en sentirte menos tensa, más relajada y más centrada. Las siguientes indicaciones te permitirán dominar los principios básicos de la respiración abdominal:

1. Siéntate en una postura cómoda, con la espalda recta. Coloca una mano sobre el pecho y otra sobre el vientre. (Es posible que prefieras practicar acostada de espaldas para aprender a respirar desde el vientre antes de realizar este ejercicio en posición sentada).

2. Inhala a través de la nariz. La mano que tienes sobre el vientre debe subir, mientras que la mano que tienes sobre el pecho apenas debe moverse.

3. Ahora exhala por la boca y expulsa la mayor cantidad de aire posible mientras tiras del ombligo hacia la columna vertebral. La mano que tienes sobre el vientre debe moverse hacia la espina dorsal mientras exhalas y la que tienes sobre el pecho debe moverse muy poco, o en absoluto.

Cuando domines la respiración abdominal, podrás acudir a ella en las situaciones estresantes para activar rápidamente el sistema nervioso parasimpático y empezar a calmar el sistema nervioso simpático (el que activa las respuestas de lucha o huida).

La respiración 4-7-8

Una vez que hayas dominado la respiración profunda, prueba nuestra técnica 4-7-8. Tarda muy poco tiempo en ser efectiva, y puedes ejecutarla prácticamente en cualquier lugar:

1. Siéntate cómodamente, con la espalda recta. También puedes hacer esta respiración tumbada, especialmente si quieres dormirte. De hecho, este ejercicio puede ser muy efectivo para conciliar el sueño o para volver a dormirte si te despiertas durante la noche.

2. Coloca la punta de la lengua en la cresta alveolar que está justo detrás de tus dientes frontales (es la parte que se quema cuando muerdes un trozo de *pizza* caliente). Tu lengua deberá permanecer en esta posición durante todo el ejercicio.

3. Exhala por la boca, emitiendo un sonido silbante.
4. Cierra la boca e inhala lentamente por la nariz mientras cuentas hasta cuatro.
5. Contén la respiración mientras cuentas hasta siete.
6. Exhala completamente por la boca haciendo el mismo sonido silbante mientras cuentas hasta ocho. Aquí acaba una ronda.

Recomendamos que empieces con cuatro rondas de la respiración 4-7-8 dos o más veces al día. Al cabo de un mes, puedes pasar a hacer ocho rondas en una sesión. Una opción es que hagas el ejercicio a primera hora de la mañana, justo al despertarte, y que vuelvas a hacerlo antes de acostarte. Si tienes problemas digestivos, puedes realizarlo antes de cada comida.

La visualización guiada

En esta práctica, la imaginación es guiada por medio de pensamientos y sugestiones con el fin de lograr la relajación y un grado de enfoque. La guía suele proporcionarla un instructor, una grabación de audio o un guion. La visualización guiada se basa en el concepto de que la mente y el cuerpo están interconectados.

> La visualización guiada se basa en el concepto de que la mente y el cuerpo están interconectados.

Vamos a hacer un ejercicio simple para demostrar este punto. Imagina una manzana brillante y jugosa. Imagina la forma de la manzana, su textura, su olor y su sabor. ¿Está fría cuando la tocas con la lengua o está recién arrancada de un árbol y calentada por el sol? Respira profundamente e inhala su olor. Imagina que hundes los dientes en la manzana. Imagina el sonido que se produce cuando tus dientes rompen la piel crujiente. Imagina que el jugo te sale por la boca y te cae por la barbilla. Imagínate masticando lentamente este delicioso trozo de manzana mientras saboreas su dulzor. Muchas personas salivan cuando realizan este ejercicio. Este es un ejemplo de cómo el cuerpo responde a los pensamientos.

La visualización guiada puede ser una herramienta potente para relajar tu cuerpo estresado, fortalecer tu sistema inmunitario, reducir el dolor y la inflamación y agudizar tu mente. Muchos deportistas utilizan esta técnica para mejorar su rendimiento.

Hay visualizaciones guiadas fantásticas a la venta, y otras que pueden escucharse gratuitamente. Uno de nuestros lugares de referencia al respecto es el Mindful Awareness Research Center (Centro de investigación de la atención consciente) de la Universidad de California en Los Ángeles, que tiene varias meditaciones guiadas descargables gratuitas (en inglés y castellano) para que puedas empezar (https://www.uclahealth.org/marc/mindful-meditations).

La técnica de liberación emocional

La técnica de liberación emocional (EFT, por sus siglas en inglés), también llamada *acupresión psicológica*, consiste en tocar repetidamente determinados puntos de acupuntura del propio cuerpo mientras se verbalizan experiencias emocionales negativas. Su objetivo es restaurar el flujo de la energía en todo el cuerpo. La EFT se basa en la creencia de que las emociones negativas pueden bloquear el flujo de la energía. Se cree que cuando experimentamos una emoción o un suceso negativo, el sistema de energía natural del cuerpo se interrumpe. Esto puede llevar a malos hábitos de salud, ansiedad, depresión, dolor y enfermedades crónicas. La EFT puede ayudar a resolver traumas del pasado. Al combinar la acupresión con el reconocimiento y la verbalización de las emociones negativas, se abren los bloqueos energéticos y se restablece el flujo de energía saludable.

El estrés eleva los niveles de cortisol, lo que puede contribuir a la endometriosis y al dolor pélvico. Un estudio publicado en el *Journal of Nervous and Mental Disease* en el 2012 encontró una disminución significativa en los niveles de cortisol después de una hora de tratamientos de EFT.[1] Además, la ansiedad, la depresión y la gravedad general de los síntomas disminuyeron después de estos tratamientos.

La EFT es fácil de aprender; encontrarás presentaciones en YouTube. Muchas pacientes que aplican esta técnica en combinación con la acupuntura han constatado mejorías en el dolor y en otros tipos de factores estresantes.

La meditación

Hay cientos de estudios científicos que hablan de los beneficios de la meditación. Esta práctica implica dirigir la atención hacia dentro y enfocarse en el momento presente. En la vida cotidiana, normalmente estamos enfocados en los estímulos externos, como el olor de la cena, lo que alguien lleva puesto o lo que tenemos que hacer ese día. Como resultado de nuestro enfoque en lo externo, tendemos a atribuir nuestro placer, dolor, felicidad, etc., a lo que está sucediendo a nuestro alrededor, y no a lo que está ocurriendo dentro de nosotros.

> Como resultado de nuestro enfoque en lo externo, tendemos a atribuir nuestro placer, dolor, felicidad, etc., a lo que está sucediendo a nuestro alrededor, y no a lo que está ocurriendo dentro de nosotros.

Además, la meditación implica el cultivo de la concentración. Es muy habitual que la mente deambule de una cosa a otra. A menudo, los pensamientos negativos se apoderan de ella. A través de la meditación, la atención se reorienta hacia un único punto de enfoque, como la respiración, la llama de una vela o la imagen de una deidad. La práctica de la meditación y el perfeccionamiento de las habilidades asociadas a esta ofrecen muchos beneficios, como una mayor capacidad de concentración, un sistema inmunitario más fuerte, un mayor bienestar emocional, la reducción del dolor y mucho más.

Hay varios libros y sitios web que nos guían paso por paso por programas de meditación. En muchas zonas, también hay centros de meditación locales donde se puede practicar de forma gratuita o tras efectuar una pequeña aportación económica. Hay varios tipos de meditación; algunas de ellas son la meditación zen o *zazen* (consulta el recuadro «Cómo meditar»), la meditación trascendental, el *qi gong*, el *kundalini* yoga y la meditación centrada en mantras.

Cómo meditar

Estos son los pasos para practicar la meditación zen, también conocida como *meditación sentada*.

1. Programa una alarma. Empieza con cinco minutos y ve aumentando lentamente el tiempo de práctica, a medida que la vayas dominando.
2. Siéntate en una postura cómoda, con la espalda recta. Puedes estar con las piernas cruzadas, sentada en un cojín o en una silla.
3. Cierra la boca y baja la mirada —debe descansar en algún punto indeterminado situado a 60 o 90 cm delante de ti, en el suelo— o cierra los ojos. Deja que las manos reposen sobre las rodillas, relaja los hombros y empieza a respirar.
4. Presta atención a la respiración; obsérvala en lugar de tratar de controlarla.

5. Ahora es el momento de enfocar la mente. Existen varias técnicas al respecto, pero a los principiantes se les suele recomendar que cuenten sus respiraciones. Cuenta una inhalación y una exhalación. Cuenta diez respiraciones de esta manera y luego regresa al uno. Si tu mente divaga, comienza de nuevo desde uno. ¡Ahora estás meditando!

El baile

El baile es un recurso terapéutico bien conocido para la sanación. Hay una disciplina registrada conocida como Danza Movimiento Terapia (DMT, por sus siglas en inglés). La American Dance Therapy Association (Asociación estadounidense de danzaterapia) la define como «el uso del movimiento como un proceso que favorece la integración física y emocional del individuo».[2] La DMT ha demostrado ser un tratamiento efectivo para reducir la depresión y la ansiedad de los pacientes oncológicos y para los pacientes de fibromialgia, que ven mitigado su dolor y estimulada su energía; también es útil para reducir el estrés y aumentar la calidad de vida en general.

¿Alguna vez has puesto la música y has bailado por toda la casa? ¿O te encanta bailar en situaciones sociales? ¿Cómo te hace sentir? La gente suele decir que se siente «eufórica», «libre», «ligera», «feliz» y «revitalizada». Esta es una terapia muy efectiva —y gratuita— que puedes proporcionarte a ti misma si te sientes estresada, ansiosa, deprimida o atrapada en tu cuerpo. Un poco de movimiento y expresión corporal puede relajar tu mente y ayudarte a sentirte a gusto en tu cuerpo. ¡Pon tu música favorita y empieza a moverte!

La risa

La risa es el tónico, el alivio, el fin del dolor.

Charlie Chaplin

Así como nacimos con la capacidad de bailar, nacimos con la capacidad de reír. Reírse es gratis, y podemos hacerlo en cualquier lugar. Una buena risa puede eliminar el estrés y hacernos sentir felices. Sus beneficios para la salud han sido elogiados desde los tiempos bíblicos («El corazón alegre hace bien como medicina; pero el espíritu quebrantado seca los huesos», Proverbios, 17: 22). Más recientemente, está creciendo en popularidad la terapia de la risa, también llamada terapia del humor, que utiliza el humor para promover la curación y el bienestar general.

Actualmente hay clubes de la risa e incluso existe el yoga de la risa. Es habitual que las pacientes nos digan que se sienten abatidas y que ya no experimentan el dulzor de la vida. La risa puede ser una herramienta con la que mejorar tu estado de ánimo y tonificar tus músculos abdominales. Y puede ayudarte en tu viaje hacia la curación. Mira una película divertida o un espectáculo de humor, únete a un club de la risa o pasa tiempo con un amigo o amiga que te haga reír.

Beneficios para la salud de la risa

Cada vez hay más estudios que avalan el poder terapéutico de la risa (uno de ellos es «Therapeutic Benefits of Laughter», de Shashi K. Agarwal, que fue publicado en la revista Medical Science en 2014). Además del beneficio mencionado que es la reducción del estrés, también mitiga la ansiedad, la depresión y el dolor; y mejora la función inmunitaria, reduce la presión arterial y estimula la función endotelial.

Otras terapias útiles

Las terapias siguientes también son útiles para curar los traumas del pasado y las experiencias adversas de la infancia:

- La técnica de la parada de la programación neurolingüística (PNL)
- El programa Gupta (GuptaProgramme.com)
- La experiencia somática
- La hipnosis
- La desensibilización y reprocesamiento por movimientos oculares

Capítulo 8

Duerme mejor

n el capítulo cuatro hablamos de cómo la falta de sueño o el
sueño de mala calidad pueden afectar negativamente al dolor, debilitar el sistema inmunitario y alterar las hormonas. Ahora que tienes una mejor comprensión de la biología del sueño y de algunas de las actividades fisiológicas importantes que tienen lugar durante el mismo, profundicemos en lo que puedes hacer para dormir más y mejor.

Así como comer saludablemente requiere un poco de planificación y esfuerzo, el buen sueño también requiere un buen plan. Puedes experimentar con las siguientes sugerencias para mejorar tu sueño; incluyen consejos sobre el estilo de vida y estrategias dietéticas. Además, en el capítulo once encontrarás hierbas y suplementos útiles para inducir el sueño, aunque no pueden reemplazar los cambios necesarios en el estilo de vida y la dieta. Por ejemplo, si sigues trabajando con el ordenador a altas horas de la noche, permaneces en espacios interiores todo el día y mantienes un horario de sueño errático, puede ser que no te sirva de mucho tomar un suplemento para que te ayude a dormir. Por lo general, recomendamos primero cambiar el estilo de vida para mejorar el sueño, y luego probar con una hierba cada vez en su dosis mínima.

Consejos sobre el estilo de vida

Se presentan a continuación algunas ideas que podrían ayudarte a dormir mejor. Algunas de ellas pueden requerir algo de planificación y esfuerzo, pero la recompensa que puedes obtener hace que valga la pena que pruebes a implementarlas.

- **Prepara tu cuerpo para el sueño.** Evita limpiar, trabajar, pagar facturas, tener conversaciones molestas y mirar las noticias o espectáculos perturbadores antes de acostarte. Empieza a preparar tu cuerpo para el sueño una hora antes de irte a dormir. Apunta en una lista cualquier cosa que tengas en la mente o cualquier tarea que debas realizar. Si hay algunas tareas que puedas hacer rápidamente esa noche, como envolver tu almuerzo para el día siguiente, hazlas y táchalas de la lista. Completa tu rutina de higiene (cepillarte los dientes, lavarte la cara, etc.). Durante los diez o veinte minutos previos a acostarte, prepara tu cerebro para el sueño. Tu cerebro necesita tiempo para desconectarse por la noche; ¡no tiene un interruptor de encendido y apagado! Medita o realiza una práctica de HeartMath (www.heartmath.com), lee un libro de contenido espiritual o acude a cualquier otra técnica de relajación.

- **Evita dormir la siesta.** La siesta puede alterar tus ciclos naturales de sueño y vigilia.

- **Evita el café, fumar y el alcohol.** Todo ello tiene un impacto sobre el sueño. Puede ser que toleres bien el café si lo tomas al principio del día; de todos modos, si tienes problemas para dormir, es posible que te convenga evitar totalmente la cafeína.

- **Muévete y haz ejercicio todos los días.** El ejercicio vigoroso debe realizarse dentro de las primeras horas del día; en cualquier caso, deben transcurrir al menos cuatro horas entre este tipo de ejercicio y el momento de acostarse. El ejercicio de tipo suave y reconstituyente, como el yin yoga, se puede practicar por la noche para calmar el sistema nervioso.

- **Evita las cenas copiosas demasiado tarde.** Intenta cenar al menos dos horas antes de acostarte; que sean cuatro si la comida es abundante o pesada. Un refrigerio ligero unas horas antes de acostarte puede ser útil si tu nivel de azúcar en sangre desciende mucho durante la noche y te ocasiona un aumento del cortisol. Un indicio de que esto puede estar ocurriendo es que te despiertes a la misma hora con regularidad (a las tres de la madrugada, por ejemplo). Si es así, asegúrate de tomar un desayuno con un contenido de proteínas adecuado y de tomar comidas completas cada tres o cinco horas durante el día para apoyar la función suprarrenal y estabilizar el nivel de azúcar en sangre. Si estos cambios dietéticos no te conducen a dormir mejor, puedes probar a tomar un refrigerio ligero unas horas antes de acostarte, que incluya carbohidratos complejos, grasas saludables y proteínas. Consulta el recuadro «Buenos refrigerios para antes de dormir» para encontrar algunos ejemplos de tentempiés saludables.

- **Evita la luz azul después del anochecer.** Emiten luz azul la pantalla de los televisores, ordenadores, tabletas y teléfonos inteligentes, así como las luces fluorescentes. Exponerte a este tipo de luz antes de acostarte puede perturbar tu ciclo de sueño. Si debes usar uno de los dispositivos mencionados o tener luces fluorescentes en tu hogar, ponte unas gafas con los cristales de color ámbar o amarillo cuando oscurezca. Además, te recomendamos que pongas bombillas de luz naranja en las luces que usas habitualmente durante la noche. También hay algunas aplicaciones geniales para el teléfono y el ordenador que cambian el modo de iluminación de la pantalla por la noche (por ejemplo, Twilight y F.lux).

- **Exponte unos minutos a la luz del sol en las primeras horas de la mañana.** La exposición a la luz natural ayuda a asentar los ciclos del sueño. Prueba a exponerte a la luz solar (sin llevar gafas de sol) durante diez o quince minutos al principio del día.

- **Cíñete a tu horario de sueño.** Acuéstate y levántate a la misma hora todos los días. Esta rutina te ayudará a establecer los ciclos naturales de sueño y vigilia. En horario estadounidense, la recomendación sería que te acostases a las diez de la noche y te levantases a la misma hora cada mañana —entre ocho y nueve horas más tarde, preferiblemente—, también los fines de semana.

- **Reserva tu habitación como el espacio en el que dormir y practicar el sexo.** Evita ver la televisión, estudiar o escuchar la radio en la cama, si bien a algunas personas les sienta bien leer literatura no estimulante antes de acostarse, para fatigar los ojos.

- **Crea un entorno de sueño óptimo.** Asegúrate de que tu habitación esté fresca; la temperatura ideal para dormir es de entre 15,5 y 20 °C. Instala persianas opacas para garantizar que la habitación esté completamente a oscuras. Coloca el despertador en el otro extremo de la habitación, lejos de tu cabeza (los despertadores emiten campos electromagnéticos y luz, lo cual puede perturbar el sueño). Compra una cama cómoda; un colchón de látex o no tóxico es lo mejor (ten en cuenta que la mayoría de los colchones tienen una vida útil de nueve o diez años). Usa tapones para los oídos o ruido blanco para neutralizar los sonidos que podrían despertarte durante la noche.

- **Apaga y desenchufa los aparatos eléctricos.** Los campos electromagnéticos pueden perturbar el sueño. Los teléfonos móviles y los inalámbricos, las mantas eléctricas, los televisores, la wifi y los equipos de sonido son ejemplos de aparatos que emiten estos campos. Desconectar la wifi en tu hogar y todos los dispositivos electrónicos que haya en tu habitación puede reducir significativamente tu exposición a los campos electromagnéticos mientras duermes.

- **Cuando no puedas dormir, muévete.** Si no puedes quedarte dormida en un plazo de veinte minutos después de acostarte, sal de la cama y realiza una actividad encaminada a reducir el estrés, como la visualización guiada (consulta el capítulo anterior), en otra habitación, hasta que te sientas cansada.

- **Habla con tu pareja.** Si tu pareja ronca o te mantiene despierta por la noche, es posible que debáis hablar seriamente sobre la importancia del sueño para tu recuperación y encontrar una solución. Y plantéate dejar a las mascotas fuera de tu dormitorio.

Alimentos que ayudan a dormir

El poder de los alimentos no debe subestimarse. Efectuar las elecciones adecuadas a este respecto puede ayudarte a dormir más.

- **Carbohidratos complejos.** Incluir algunos carbohidratos complejos en tu cena puede ayudarte con el sueño. Ejemplos de alimentos que los contienen son las verduras de raíz tostadas como la calabaza, el ñame y la remolacha. Evita los carbohidratos simples, como los panes, la pasta y los dulces.

- **Proteínas con alto contenido en triptófano.** El triptófano es el aminoácido a partir del cual se produce la serotonina. Tomar alimentos ricos en triptófano, ya sea integrados en la cena o como un refrigerio ligero antes de acostarse, puede ayudar con el sueño. Son ejemplos de estos alimentos el pollo, el pavo, el pescado, la leche de cabra, el kéfir y el aguacate.

- **Verduras con calcio y magnesio.** Las verduras de hoja verde oscura son ricas en calcio y magnesio, lo que ayuda a relajarse y quedarse dormido. Añade alimentos como la col rizada y las acelgas a tus cenas.

- **Alimentos ricos en B$_6$.** La vitamina B$_6$ es necesaria para conformar la melatonina, la cual ayuda a dormir. Los plátanos, los garbanzos y las semillas de girasol son ejemplos de alimentos con un alto contenido en esta vitamina.

- **Caldo de huesos y gelatina.** Ambos son ricos en glicina, un aminoácido que mejora el sueño y reduce la somnolencia diurna. Una taza de caldo de huesos como refrigerio vespertino o como parte de la cena puede ayudarte mucho a dormir.

- **Infusión de manzanilla.** La manzanilla ayuda a calmar los nervios. Tomar una taza de esta infusión después de cenar puede ayudar a tu cuerpo a empezar a relajarse después de una jornada estresante.

Buenos refrigerios para antes de dormir

Tomar el refrigerio adecuado pocas horas antes de acostarte contribuye a estabilizar tu azúcar en sangre, lo cual puede ayudarte a dormir mejor. Aquí tienes algunas propuestas de refrigerios adecuados:

- Medio vaso (125 ml) de yogur casero con frutas del bosque
- Un pequeño puñado de frutos secos y medio vaso (125 ml) de frutas del bosque
- Una taza de caldo de huesos
- Una cucharada de mantequilla de almendras
- Medio plátano y un puñado de semillas de girasol sin cáscara

---

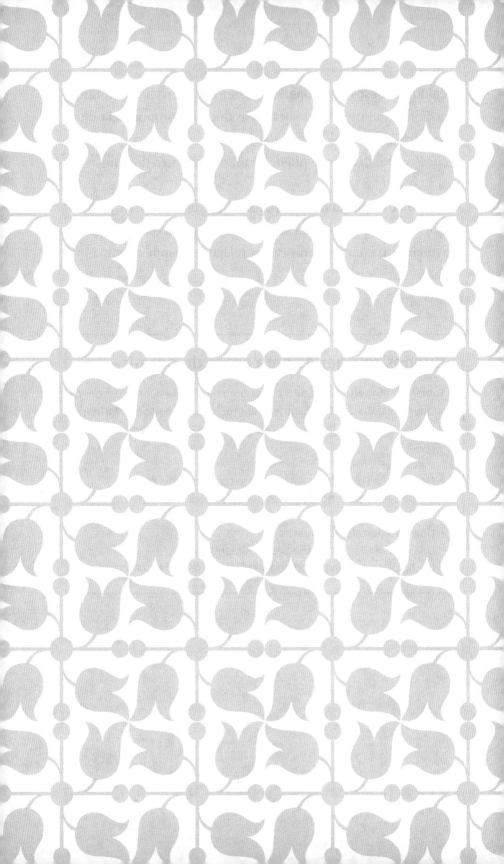

Capítulo 9

Haz ejercicio de forma inteligente

Dormir bien, comer adecuadamente y beber suficiente agua es esencial para una buena salud. También lo es mover el cuerpo. La inactividad física es la cuarta causa de muerte en el mundo, y su impacto en la salud se ha comparado con el de fumar tabaco. El ejercicio y la dieta son nuestros medicamentos más potentes; son mucho más eficaces que los productos farmacéuticos. ¡La buena noticia es que ambos están bajo tu control y no necesitas una receta para adquirirlos!

Cómo la actividad física y el ejercicio ayudan a combatir los síntomas de la endometriosis

La mayoría sabemos que la actividad física es buena para nosotros, pero es posible que no sepas que mover el cuerpo es importante para controlar los síntomas de la endometriosis y el dolor pélvico. Hemos comentado cómo la desregulación del azúcar en sangre, las toxinas, el exceso de grasa corporal, los desequilibrios hormonales, el estrés, la inflamación y el sistema inmunitario están relacionados con la endometriosis y el dolor pélvico crónico. Pues bien, la actividad física tiene un impacto en cada uno de estos factores. Como ocurre con todo lo demás, los tipos correctos de ejercicio y la cantidad de ejercicio adecuada tienen importancia cuando se trata de combatir los síntomas. El ejercicio no debe resultarte incómodo ni debe agravar tu sintomatología. Es recomendable que consultes con un fisioterapeuta experimentado sobre los ejercicios del suelo pélvico que puedes practicar para relajar o fortalecer esa zona.

Terapia física del suelo pélvico

La endometriosis puede causar disfunción del suelo pélvico (DSP). El suelo pélvico incluye los músculos, el tejido conjuntivo y los ligamentos que forman un «cabestrillo» desde el hueso púbico hasta el cóccix. Este cabestrillo soporta los órganos abdominales y pélvicos y está involucrado en el esfínter y las funciones sexuales. La DSP se produce cuando estos músculos se debilitan o sufren espasmos, y puede causar dolor, problemas urinarios y dificultad para defecar. Los fisioterapeutas con formación en la DSP pueden proporcionar ejercicios para ayudar a relajar y fortalecer los músculos del suelo pélvico.

Es importante distinguir entre ejercicio y actividad física. La actividad física incluye todos los movimientos del cuerpo en los que se producen contracciones musculares y que conllevan un gasto de energía. Son ejemplos de actividad física limpiar la casa, tomar las escaleras en lugar del ascensor, estacionar el coche alejado del destino o llevar a los hijos a pie a la escuela. El ejercicio, o preparación física, está incluido dentro de la actividad física;

está planificado y estructurado y es repetitivo, y su propósito es mejorar el estado físico. Los factores de la preparación física relacionados con la salud incluyen la resistencia cardiorrespiratoria, la resistencia muscular, la fuerza muscular, la composición corporal y la flexibilidad.

Hay muchos tipos de ejercicio, y puede ser que debas experimentar para encontrar la mejor opción para ti. Tanto el ejercicio como la actividad física frecuente son beneficiosos para tu salud, y es importante que combines ambos. Si solo haces los treinta minutos recomendados de ejercicio entre moderado e intenso todos los días y permaneces sentada el resto del día, puede ser que no obtengas los beneficios para la salud que estabas esperando. Una sesión de ejercicio temporal (por ejemplo, hacer *footing* durante media hora) no parece proteger contra los efectos del sedentarismo mantenido durante el resto del día.

La enfermedad de «estar sentado»

Un análisis efectuado en 2012 en el que se revisaron los resultados de dieciocho estudios mostró que las personas que permanecían sentadas durante más tiempo tenían el doble de posibilidades de desarrollar diabetes o una enfermedad cardíaca en comparación con las que permanecían menos tiempo sentadas.[1]

Basándonos en las crecientes pruebas al respecto, te recomendamos que estés activa a lo largo de todo el día: realiza alguna actividad física con frecuencia y haz ejercicio entre tres y seis días a la semana (consulta el «Ejemplo de plan de ejercicios semanal» que presentamos al final de este capítulo para obtener más detalles). Ejemplos de actividad física frecuente que puedes realizar además de las sesiones de ejercicio pueden consistir en hacer pausas en tu trabajo con el ordenador cada treinta minutos y subir y bajar un tramo de escaleras varias veces o hacer unas cuantas sentadillas con silla (consulta el último recuadro de este capítulo) o algunas flexiones de brazos apoyada en tu escritorio.

El ejercicio ayuda a reducir los niveles de azúcar en sangre

El ejercicio y, más concretamente, los episodios frecuentes de actividad física pueden ayudar a disminuir la glucosa (el azúcar) en sangre. Cuando realizamos actividad física y ejercicio, nuestro cuerpo usa la glucosa y los ácidos grasos libres (la grasa) como moneda energética para alimentar el movimiento corporal. La glucosa proviene de la sangre, el hígado y los músculos. Cuando empezamos a movernos, la mayor parte se obtiene directamente de la sangre; por lo tanto, si la glucosa en sangre está alta, nuestras células la utilizan, lo que reduce la cantidad de glucosa en la sangre.

Después de unos quince minutos, el glucógeno (una forma de almacenamiento de la glucosa) se descompone para proporcionar glucosa adicional durante otros treinta minutos de movimiento (esta cantidad de tiempo es aproximada; la cantidad exacta depende, en cada caso, de la intensidad del ejercicio y la dieta). Tras unos treinta minutos, la principal fuente de combustible pasan a ser los ácidos grasos.

> **Otra forma en que la actividad física ayuda a reducir la glucosa en sangre es al favorecer que las células se vuelvan más sensibles a la insulina.**

Otra forma en que la actividad física ayuda a reducir la glucosa en sangre es al favorecer que las células se vuelvan más sensibles a la insulina. Podemos pensar en la insulina como una llave que abre las puertas de las células y permite la entrada de la glucosa. Cuando estamos físicamente inactivos, nuestras células pueden volverse insensibles a la insulina, por lo que esta no funciona tan bien —es como si tratásemos de abrir una puerta con la llave incorrecta–. Después de comer, aumentan los niveles sanguíneos de glucosa, lo que estimula al páncreas a liberar insulina en el torrente sanguíneo. Si las células son sensibles a la insulina –si todas las llaves encajan en las cerraduras–, los niveles de glucosa en sangre volverán rápidamente a la normalidad.

Cuando estamos físicamente activos de forma regular, la insulina funciona mejor, se abren más puertas y las células toman más glucosa en reposo. Puedes ver por qué el ejercicio es una herramienta potente para mantener la glucosa en sangre dentro de unos niveles saludables: ayuda a reducir la glucosa a corto plazo, pero también tiene el impacto beneficioso a largo plazo de facilitar que la glucosa entre en las células.

El ejercicio contribuye a la desintoxicación

El ejercicio desempeña un papel importante en la desintoxicación del cuerpo. Hay una multitud de mecanismos con los cuales el ejercicio incrementa la capacidad que tiene el cuerpo de desintoxicarse: si hacemos ejercicio vigoroso o nos encontramos en un clima cálido, eliminaremos las toxinas a través de la piel al sudar; mover los músculos es una forma de bombear el sistema linfático, que tiende a estancarse en los individuos sedentarios (las toxinas pueden acumularse en el sistema linfático y debilitar el sistema inmunitario), y el ejercicio estimula la producción de proteínas protectoras y antioxidantes importantes, como el glutatión. Cuando hacemos ejercicio, se agota el glutatión, un potente antioxidante importante para la desintoxicación; sin embargo, el ejercicio realizado de forma rutinaria condiciona al cuerpo a adaptarse y aumentar su producción de glutatión. Las sesiones cortas de ejercicio intenso, como el entrenamiento por intervalos, son especialmente útiles para incrementar la producción de este antioxidante.

El ejercicio metaboliza los estrógenos

El ejercicio también parece ayudar con el metabolismo de los estrógenos. Ya hemos hablado de su impacto en la producción de glutatión. Además de su capacidad de desintoxicación general, el glutatión también es importante en la desintoxicación de los estrógenos. El hígado contiene cantidades elevadas de glutatión. Este órgano tiene dos formas principales de llevar a cabo la desintoxicación, y el glutatión está implicado en ambas, al comportarse como un antioxidante y proteger las células de la oxidación. (Los estudios han revelado que las células endometriósicas padecen un mayor estrés oxidativo, es decir, producen más radicales libres).

El glutatión participa en la conjugación, por lo que se combina con los estrógenos para que sean eliminados fácilmente. Además, contribuye a la desintoxicación del alcohol, y los estudios han demostrado que incluso pequeñas cantidades de alcohol pueden incrementar los niveles de estrógenos en la sangre.

El ejercicio parece mejorar el metabolismo de los estrógenos al incrementar significativamente la proporción de 2-hidroxiestrona (el metabolito saludable de los estrógenos). Los niveles más altos de 4-hidroxiestrona y 16-hidroxiestrona incrementan el riesgo de padecer cánceres relacionados con los estrógenos, como el de mama y el de ovarios. Hay indicios de que la incidencia de estos cánceres puede ser más alta en las mujeres con endometriosis; sin embargo, se desconoce su fisiopatología.

Finalmente, el ejercicio parece reducir las concentraciones circulantes del estradiol total y libre, el más potente de los estrógenos, e incrementa la producción de la globulina fijadora de hormonas sexuales, que actúa para unir los estrógenos a la sangre, haciendo así que no esté disponible para las células.

El ejercicio estimula el estado de ánimo

La actividad física, especialmente ciertos tipos de ejercicios, como el yoga suave, puede ayudar a aliviar el estrés, mejorar el estado de ánimo y dormir bien, ya que incrementa la producción cerebral de los neurotransmisores que nos hacen sentir bien, las endorfinas. Las endorfinas también pueden ayudar a mitigar el dolor. Las investigaciones han demostrado una disminución de la dismenorrea (los periodos dolorosos) gracias a los ejercicios de estiramiento y aeróbicos.

Los movimientos repetitivos que se realizan en muchos ejercicios ofrecen la oportunidad de practicar la meditación en movimiento. Para ello, enfócate en tu cuerpo y tu respiración mientras llevas a cabo el ejercicio. Por ejemplo, si estás haciendo flexiones, sé consciente de cómo inhalas al bajar y cómo exhalas al empujar hacia arriba, mientras te concentras en el correcto movimiento del cuerpo; al conectar con esta dinámica, tu mente podrá descansar del estrés constante del día. Centrarse en los movimientos y en cómo se siente el cuerpo con cada uno de ellos es una forma de dirigir la atención hacia dentro. Además, la actividad física regular es una gran manera de mejorar la autoconfianza y la imagen corporal. El solo hecho de dedicar tiempo a hacer algo bueno por tu cuerpo y centrarte en *ti* puede reforzar tu autoestima. Por último, el hecho de mantenerte activa hará que duermas mejor, lo que tendrá el efecto dominó de reducir tu ansiedad y tu depresión.

> Los movimientos repetitivos que se realizan en muchos ejercicios ofrecen la oportunidad de practicar la meditación en movimiento. Para ello, enfócate en tu cuerpo y tu respiración mientras haces el ejercicio.

Tipos de ejercicio recomendados

Hay muchas maneras diferentes de incrementar la actividad física e incorporar el ejercicio al estilo de vida. Como se mencionó anteriormente en este capítulo, tanto el ejercicio planificado como la actividad física a lo largo del día son importantes para gozar de buena salud y para controlar los síntomas de la endometriosis. Elegir qué tipo de ejercicio planificado realizar, con qué frecuencia y duración y determinar cuánto tiempo de descanso es necesario es un proceso único para cada individuo. Las siguientes recomendaciones son generales y se basan en la literatura científica reciente y en la experiencia con pacientes. Siempre es buena idea que consultes con tu médico o fisioterapeuta antes de emprender cualquier programa de ejercicios.

El tipo de ejercicio que elijas dependerá de tus objetivos de salud y estado físico, del tiempo del que dispongas, de tu estado de salud actual, de tus limitaciones físicas, de tu nivel de energía y del tipo de ejercicio que te guste hacer. Exponemos a continuación algunas recomendaciones.

La última hora sobre el ejercicio

Muchas personas hacen ejercicio para perder peso o grasa corporal. ¿Alguna vez has reparado en las zonas de entrenamiento de la frecuencia cardíaca que se muestran en tu equipo favorito de *cardio* en el gimnasio? Por lo general, hay una zona que es la de la «quema de grasa», y acostumbra a corresponder al 60 o el 70 % de la frecuencia cardíaca máxima de la persona. Este grado de intensidad requiere un esfuerzo moderado; en este nivel es posible mantener una conversación, pero con cierto esfuerzo. Las recomendaciones que alentaron los períodos de treinta a sesenta minutos de ejercicio de intensidad moderada la mayoría de los días de la semana con el objetivo de perder peso, mejorar la salud cardiovascular o mejorar la salud en general están desfasadas. Investigaciones más recientes han revelado que este tipo de ejercicio no es tan efectivo como otras formas de programas de entrenamiento, y que el ejercicio de resistencia de larga duración (como los triatlones y correr largas distancias) es perjudicial para la salud.

Entrenamiento por intervalos de alta intensidad

El entrenamiento por intervalos de alta intensidad (HIIT, por sus siglas en inglés) se ha vuelto cada vez más popular. Existen diversas variaciones de este tipo de entrenamiento, pero en general implica alternar entre ejercicios de alta y baja intensidad, o entre un ejercicio de alta intensidad y un corto período de recuperación (de descanso). Por ejemplo, se puede hacer un esprint corto durante treinta segundos y luego caminar durante sesenta o noventa segundos, o una serie de *burpees* seguida de flexiones en un banco, y repetir esta combinación entre cuatro y diez veces.

En general, la idea es que los HIIT sean entrenamientos de corta duración, de menos de treinta minutos en total. Tienen un efecto hormonal diferente que los entrenamientos de intensidad moderada. Si bien ambos dan lugar a un aumento de las hormonas del estrés como el cortisol y la adrenalina, en los HIIT tanto la testosterona como la hormona del crecimiento humano aumentan significativamente, lo que mitiga el efecto catabólico, o de degradación muscular, del cortisol. Además, la quema de calorías que se produce después de los entrenamientos tiene una duración mucho mayor con los HIIT. Por último, estos desencadenan una respuesta a corto plazo en el cuerpo, que lo condiciona a adaptarse al estrés. Los HIIT se pueden adaptar para satisfacer las necesidades del individuo, lo cual hace que sean adecuados para todo el mundo, independientemente de cuál sea el estado de forma del que se parta.

Aunque el ejercicio tiene varios efectos positivos en el cuerpo, siempre existe el riesgo de sobreentrenamiento, lesiones y desequilibrios hormonales si no se descansa la cantidad de tiempo adecuada entre los entrenamientos. El HIIT, como indica su nombre, es intenso y duro para el cuerpo, especialmente si no se descansa, se duerme y se come de forma adecuada. Se ha demostrado que el sobreentrenamiento reduce los niveles sanguíneos de glutamina, dopamina y 5-HTP, lo que puede provocar depresión y fatiga crónica. Además, si se hace demasiado ejercicio, los niveles de cortisol permanentemente elevados pueden derivar en un mayor almacenamiento de grasa (especialmente alrededor del abdomen), intestino permeable, insomnio, inmunosupresión, niveles elevados de azúcar en la sangre y síntomas de hipotiroidismo.

¿Significa esto que no deberías hacer ejercicio? ¡En modo alguno! Pero debes ser inteligente y prestar atención a los síntomas del sobreentrenamiento, nutrir el cuerpo adecuadamente, dormir lo suficiente y darte tiempo para recuperarte entre los entrenamientos. Más adelante, en este capítulo, se dedica un apartado a la frecuencia y la duración de los ejercicios y se ofrece un plan de entrenamiento como ejemplo.

Entrenamiento de resistencia muscular

El entrenamiento de resistencia muscular, o entrenamiento con pesas, puede beneficiarte de muchas maneras: incrementa la fuerza de los músculos, mejora la composición del cuerpo (se crea más músculo y se pierde grasa), mejora la gestión del dolor, incrementa la movilidad, corrige el equilibrio, refuerza la densidad y fuerza de los huesos, mejora la postura y aumenta la sensibilidad a la insulina. Dado que muchas mujeres con endometriosis han recibido Lupron o medicamentos supresores de los estrógenos, los cuales reducen la densidad ósea, el entrenamiento de resistencia muscular puede constituir una parte fundamental de cualquier programa destinado a combatir esta enfermedad. Cuando levantas pesas, los músculos tiran de los huesos, lo cual causa tensión. Los huesos se adaptan a este estímulo e incrementan su fuerza y densidad. Puede ser una buena idea que hables con un fisioterapeuta especializado en la disfunción del suelo pélvico antes de emprender un programa de entrenamiento de resistencia muscular, sobre todo si planeas hacer ejercicios que impliquen el centro del cuerpo y las caderas. Si tienes los músculos muy apretados en estas zonas, o te han diagnosticado disfunción del suelo pélvico, te conviene asegurarte de que los síntomas no van a empeorar cuando apliques una mayor tensión.

Caminar y hacer senderismo

Caminar y el senderismo suave son excelentes maneras de salir y mover el cuerpo. También son actividades fantásticas para los días de descanso activo entre aquellos de entrenamiento más intenso. Pasar un tiempo bajo la luz del sol y disfrutar de la naturaleza es sanador para tu cuerpo y tu alma. Si puedes, quítate los zapatos y pon los pies en la tierra o en la arena de la playa durante veinte minutos o más para conectarte a la Tierra. El contacto directo puede beneficiar tu salud de muchas maneras; entre otras cosas, equilibrará tu sistema nervioso simpático y el parasimpático, reducirá la inflamación, incrementará tu nivel de energía y fortalecerá tu sistema inmunitario.

Por qué es tan bueno el contacto directo con la tierra y caminar descalzo

Hasta hace poco, los humanos siempre habían estado en contacto directo con la tierra. Ahora, sin embargo, usamos zapatos y no salimos tan a menudo como solíamos hacerlo, ni mucho menos. ¿Qué importancia tiene esto?

La Tierra tiene una carga negativa en su superficie, que incluye el suelo, los océanos y la arena. El cuerpo humano requiere una carga negativa para funcionar de manera óptima. Cuando estamos en contacto directo con la Tierra —por medio de caminar descalzos, nadar en el mar o tumbarnos en el suelo—, su carga negativa es conducida al cuerpo, que se ve inundado de electrones que va a utilizar para contrarrestar los radicales libres y la inflamación y para cargarse con energía eléctrica. Esto tiene un impacto positivo en los ciclos hormonales, los ritmos circadianos y la salud emocional, entre otras cosas.

Además de que nos falta contacto directo con la Tierra, también estamos constantemente bombardeados por la contaminación eléctrica, o «energía sucia», procedente de los teléfonos móviles, las torres de telefonía móvil, los enrutadores inalámbricos, las máquinas eléctricas de entrenamiento cardiovascular de los gimnasios y otros dispositivos emisores de frecuencias electromagnéticas. Esta energía debilita el cuerpo.

Podrás encontrar una amplia gama de productos que te facilitarán el contacto con la tierra en www.grounded.com.

El yoga

El yoga es un gran regalo que le puedes dar a tu cuerpo. Hay muchos tipos diferentes de yoga, por lo que es importante que elijas el que sea más adecuado para ti. En general, es fantástico para equilibrar los sistemas nerviosos simpático y parasimpático, fortalecer los huesos y los músculos y obtener todos los otros grandes beneficios del ejercicio. Se presentan a continuación algunos tipos de yoga (hay muchos más) y se explica cómo afecta al cuerpo cada uno de ellos.

Ashtanga

El *ashtanga yoga* es un tipo de yoga riguroso que incluye unas posturas específicas que se llevan a cabo en el mismo orden cada vez. Por lo general, es una práctica físicamente exigente, que genera calor y sudor. Este tipo de yoga tiene un efecto especialmente intenso en el cuerpo, y puede ser excesivo practicarlo a diario, sobre todo si se tiene alguna disfunción adrenal o fatiga crónica. Tal vez sea mejor que optes por este tipo de práctica cuando te sientas fuerte y que la alternes con modalidades de ejercicio más suaves, como caminar o un tipo de yoga de carácter reparador.

Bikram

Las clases de *bikram* son similares a las de *ashtanga* en el sentido de que también se sigue una secuencia específica de ejercicios (diferente a la de *ashtanga*). La práctica, de noventa minutos, se realiza en una sala caliente –la temperatura es de unos 40 °C– y consta de veintiséis posturas que se ejecutan siempre en el mismo orden. Este estilo de yoga es físicamente exigente para el cuerpo debido al alto grado de calor y a que incluye algunas posturas difíciles que hay que mantener durante lo que puede parecer una eternidad. Además, *bikram* y otros tipos de yoga caliente pueden activar la respuesta de estrés y, con el tiempo, ocasionar una disfunción suprarrenal. Al igual que en el caso de *ashtanga*, es mejor practicar *bikram* unos días a la semana solamente, y poner especial atención a la hidratación adecuada y el reemplazo de electrolitos.

Hatha

«*Hatha* yoga» es una denominación general que hace referencia a cualquier tipo de práctica de yoga que enseña posturas físicas. La mayoría de las clases de yoga que se imparten en Occidente son de tipo *hatha*; acostumbran a ser suaves y pensadas para principiantes. El *hatha* yoga puede ser una opción mejor para personas menos condicionadas y para las que buscan un tipo de práctica más reparadora. Especialmente las clases para principiantes son ideales para los días de descanso activo entre los de ejercicio más riguroso.

> El *hatha* yoga puede ser una opción mejor para personas menos condicionadas y para las que buscan un tipo de práctica más reparadora.

Yin o reparador

El yin yoga —el yoga opuesto al de tipo yang, que produce calor— es una excelente forma de relajar y calmar el sistema nervioso. Es habitual servirse de accesorios como almohadones, mantas y soportes para ayudar al practicante a lograr posturas pasivas y mantenerlas durante períodos de tiempo relativamente largos, para que el cuerpo experimente los beneficios de la postura con muy poco esfuerzo. Este es un magnífico estilo de yoga para practicar todos los días, especialmente si la persona tiene ansiedad o la energía muy baja. Es una opción fantástica para los días de descanso activo entre los de entrenamiento más exigente.

Vinyasa

Las clases de *vinyasa* son prácticas fluidas de movimiento intensivo. Se pasa de un movimiento a otro en una especie de coreografía. Muchos profesores ponen música en estas clases. La intensidad del ejercicio puede ser desde baja hasta muy rigurosa, según el docente y el nivel del grupo. Dependiendo de la intensidad, las clases de *vinyasa* pueden servir para descansar de forma activa o como un entrenamiento físicamente más exigente.

Pautas para la frecuencia y la duración del ejercicio

La frecuencia y la duración adecuadas del ejercicio dependen en gran medida del tipo de actividad que se realice y de su intensidad. Lo importante es que le proporciones a tu cuerpo un tiempo de descanso adecuado para recibir los beneficios del ejercicio. Como ocurre con tantas otras cosas saludables, como las vitaminas y los nutrientes, es esencial recibir la «dosis» adecuada. Recuerda que demasiado de lo bueno puede pasar a ser perjudicial para la salud. Como regla general, debes sentirte con más energía y físicamente mejor después del ejercicio y durante el resto del día. Deberías dormir mejor y sentir menos dolor y ansiedad. Estos son algunos indicios de que es probable que necesites un tipo de ejercicio reparador en lugar del que estás efectuando:

• Debes echar una cabezada después del ejercicio.
• Estás como arrastrándote durante el resto del día.
• Encuentras que cada entrenamiento sucesivo es más duro que el anterior.
• Notas que tu sueño es menos reparador.
• Empiezas a subir de peso.
• Sientes más ansiedad.

Es posible que te sientas bien haciendo un entrenamiento por intervalos durante unos meses, y que luego empieces a notar algunos de los síntomas mencionados anteriormente. Si te encuentras con esta circunstancia, es posible que estés realizando un ejercicio excesivo y que necesites descansar un poco.

Ejemplo de plan de ejercicios semanal

Te presentamos un plan general para ayudarte a obtener los mejores resultados para tu salud evitando el sobreentrenamiento. Está pensado para personas que están sanas en general y que no padecen fatiga crónica. Si sufres una gran fatiga, te recomendamos que empieces haciendo solamente ejercicio de tipo reparador, como caminar y modalidades suaves de yoga. Es importante que consultes con tu médico o tu fisioterapeuta del suelo pélvico antes de emprender cualquier programa de ejercicios.

Día	Opción de ejercicios n.º 1	Opción de ejercicios n.º 2
Lunes	Entrenamiento por intervalos con resistencia muscular (ver el recuadro siguiente)	Clase de yoga vigoroso
Martes	Caminar durante 30-45 minutos	Clase de yoga reparador
Miércoles	Entrenamiento por intervalos con resistencia muscular	Clase de yoga vigoroso
Jueves	Día de descanso	Clase de yoga reparador
Viernes	Entrenamiento por intervalos con resistencia muscular	Clase de yoga vigoroso
Sábado	Caminar durante 45-60 minutos	Clase de yoga reparador
Domingo	Caminar durante 45-60 minutos	Clase de yoga reparador

Tómate una semana libre cada tres meses. ¡Descansa! Durante esta semana de descanso puedes caminar un poco y practicar algo de yoga suave.

Entrenamiento por intervalos con resistencia muscular

Empieza con una serie de cada ejercicio y progresa lentamente hasta llegar a seis series de cada uno. No superes los treinta minutos. En YouTube encontrarás algunos ejemplos excelentes de cómo hacer muchos de estos ejercicios.

1. **Calentamiento.** *Footing* **lento o caminar a paso rápido (5 minutos).**
2. **Sentadillas con silla.** Ponte de pie frente a una silla, con el asiento justo detrás de ti. Flexiona las piernas como si fueras a sentarte en la silla, pero no llegues a tocar el asiento con tus posaderas; a continuación, vuelve a levantarte. Repite el ejercicio durante **1 minuto.**
3. **Flexiones.** Dependiendo de tu fuerza, puedes hacer el tipo de flexión más fácil (con las rodillas en el suelo) o flexiones normales (con los dedos de los pies en el suelo). También puedes hacerlas contra una pared o el lado de un mostrador. Repite el ejercicio durante **1 minuto.**
4. **Correr contra una pared.** Coloca las manos contra una pared. Luego mueve las piernas como si corrieses, pero sin moverte del lugar, como tratando de empujar la pared. Haz descansos para recuperar el aliento si lo necesitas; empieza a correr de nuevo cuando puedas. Repite el ejercicio durante **1 minuto.**
5. **Estiramiento con banda de resistencia.** Hay bandas de resistencia con varias tensiones diferentes; elige la que te resulte cómoda. Ata la parte central de la banda al pomo de una puerta, de tal manera que la extensión de la banda sea la misma en ambos lados. Mirando hacia la puerta, con un extremo en cada mano y los brazos estirados hacia delante, tira de la banda hacia atrás y detente justo cuando las manos lleguen debajo del pecho. Repite el ejercicio durante **1 minuto.**
6. **Plancha abdominal.** Ponte en la postura que adoptarías para hacer flexiones, con los dedos de los pies sobre el suelo, pero mantén el equilibrio sobre los antebrazos en lugar de hacerlo sobre las manos. Los codos deben estar directamente debajo de los hombros y el cuerpo debe trazar una línea recta desde la cabeza hasta los pies. Aprieta los glúteos (los músculos de las

posaderas) y tira del ombligo hacia dentro (imagina que tienes una llama debajo del vientre y no quieres quemarte). Permanece en esta postura durante **30 segundos.**

Precaución: si mientras estás haciendo la plancha las posaderas empiezan a bajar y la columna se dobla de tal manera que el ombligo desciende, baja las rodillas hasta apoyarlas en el suelo y mantén esta postura. Una espina dorsal doblada ejerce mucha presión sobre la espalda y pueden generarse más perjuicios que beneficios.

7. *Burpees.* Los *burpees* son un ejercicio en el que participa todo el cuerpo. Constituyen un movimiento más avanzado, por lo que si estás empezando a hacer ejercicio puedes omitirlos o realizarlos lentamente, paso a paso. En YouTube encontrarás vídeos que te enseñarán cómo ejecutar un *burpee.*

- Ponte de pie con los pies separados a la anchura de las caderas y los brazos a los lados.
- Ponte en cuclillas y coloca las manos en el suelo delante de ti.
- Lleva las piernas hacia atrás de un salto, hasta quedar en la postura de partida de las flexiones (puntas de los pies y manos en el suelo, y los brazos estirados).
- Empuja el pecho hacia arriba y salta con las piernas juntas hacia delante, hasta quedar de nuevo en cuclillas con las manos en el suelo delante de ti.
- Salta directamente hacia arriba y levanta los brazos por encima de la cabeza, como si estuvieras tratando de alcanzar una pelota.
- Repite el ejercicio durante **1 minuto.**

8. **Enfriamiento:** camina (5 minutos).

Capítulo 10

Recarga el cuerpo

La mayoría pensamos que la comida y las calorías son el combustible que permite que nuestro cuerpo funcione. Pero si bien los macronutrientes que son la grasa, las proteínas y los carbohidratos, junto con el agua, son todos ellos elementos importantes para que nuestras células produzcan energía a partir del trifosfato de adenosina, en nuestras células se produce también otro tipo de energía, que recarga nuestro cuerpo. Se trata de una energía eléctrica, muy similar a la que alimenta a una bombilla o tu ordenador. Nuestro cuerpo está controlado y se recarga a partir de señales eléctricas.

En el instituto nos enseñaron qué eran los átomos. Están compuestos por protones, neutrones y electrones. Los protones están cargados positivamente, los neutrones tienen una carga neutra y los electrones están cargados negativamente. Cuando las cargas no están equilibradas, el átomo puede quedar cargado positiva o negativamente. La alteración entre las cargas positivas y negativas permite que los electrones fluyan de un átomo al siguiente; este flujo ocasiona una carga negativa, y da lugar a lo que llamamos electricidad.

Nuestro cuerpo está compuesto por un gran número de átomos; por lo tanto, tenemos el potencial de generar grandes cantidades de electricidad, que se pueden medir. Dos buenos ejemplos: el electrocardiograma mide la actividad eléctrica de nuestro corazón y el electroencefalograma mide la actividad eléctrica de nuestro cerebro.

Somos seres eléctricos, y la electricidad que generamos es crucial para el control de muchas funciones corporales, como la frecuencia cardíaca y la producción de neurotransmisores. Los iones negativos también pueden alterar nuestro estado de ánimo. El solo hecho de caminar por el bosque o por la playa, donde los niveles de iones negativos en el aire son altos, provoca que experimentemos un renovado vigor y bienestar.

La Tierra está cargada eléctricamente, con una carga neta negativa. Hay investigaciones en curso sobre cómo el contacto directo con ella y la exposición a altos niveles de iones negativos son importantes para nuestra salud. Por ejemplo, la alta exposición a iones negativos es significativa para la adecuada secreción de cortisol y para mantener un sistema inmunitario fuerte, reducir la inflamación, mejorar el estado de ánimo, tener un sueño reparador, equilibrar los neurotransmisores y las hormonas, reducir las enfermedades cardiovasculares y mejorar la concentración.

La buena noticia es que puedes incrementar tu exposición a los iones negativos sin tener que comprar máquinas especiales. Se ofrecen a continuación algunas ideas y recursos relativos a cómo puedes mejorar tu salud cargando tu cuerpo.

Cómo cargar tu cuerpo con iones negativos

Con el contacto directo con la Tierra

Permanece descalzo en espacios exteriores, idealmente durante cuarenta minutos diarios, y pisa directamente la tierra, la hierba o la arena. Si no puedes salir, un suelo de hormigón también será útil. La madera y el vinilo no son conductores y no te conectarán a la Tierra. También hay productos disponibles para facilitar el contacto con ella; consulta www.earthing.com.

Con la dieta

- Mantente bien hidratado.
- Bebe agua de manantial.
- Bebe jugos de verduras.
- Lleva una dieta rica en antioxidantes; estos ayudan al cuerpo a mantener la carga negativa.
- Come sal pura de alta calidad.

Por otros medios

- Sal a la luz del sol.
- Exponte a la luz infrarroja. Puedes hacerlo sentándote en una sauna de infrarrojos o acostado en un Biomat (a este respecto, consulta www.painreduction.thebiomatcompany.com).
- Coloca lámparas de sal en varios espacios de tu casa.
- Coloca un ionizador liberador de iones negativos en tu hogar, otro en tu automóvil y otro en tu despacho.

Tratamientos con hierbas y suplementos

En este capítulo describimos algunos suplementos y hierbas beneficiosos para las mujeres con endometriosis y explicamos de qué forma contribuyen a la desintoxicación y brindan ayuda para combatir la inflamación, el estrés, el dolor, etc. Las dosis sugeridas se basan en pautas generales. Por favor, consulta con un profesional cualificado antes de tomar cualquiera de las hierbas y suplementos que aquí se presentan.

Útiles para la desintoxicación

Cardo mariano

El cardo mariano se ha utilizado durante unos dos mil años como remedio herbal para varios problemas de salud, incluida la desintoxicación deficiente y la inflamación del hígado. El flavonoide silimarina que contiene protege al hígado de las toxinas que pueden ocasionarle daño e inflamación. Proteger el hígado y reparar la función hepática es importante en caso de endometriosis, ya que la función hepática alterada reducirá la desintoxicación de los estrógenos. No se han realizado estudios sobre el uso del cardo mariano para el control o el tratamiento de la endometriosis; de todos modos, los estudios muestran que puedes mejorar la salud del hígado y reducir la inflamación con dosis de cardo mariano que oscilen entre los 70 y los 420 mg diarios.

> Proteger el hígado y reparar la función hepática es importante en caso de endometriosis, ya que la función hepática alterada reducirá la desintoxicación de los estrógenos.

N-acetilcisteína

La N-acetilcisteína (NAC) es un antiinflamatorio que favorece la desintoxicación hepática de fase II. No se han realizado estudios clínicos en humanos para determinar las dosis que pueden proporcionar alivio en caso de endometriosis, pero sí se han llevado a cabo estudios utilizando células endometriósicas pertenecientes a mujeres que presentaban la enfermedad. En estos estudios, la NAC pareció contribuir a reducir los radicales libres, mitigar la inflamación y retrasar el avance de la endometriosis.[1] Además, las investigaciones muestran que mejora la sensibilidad a la insulina en quienes sufren el síndrome del ovario poliquístico, un problema hormonal en el que la resistencia a la insulina desempeña un papel muy importante. La NAC está reconocida como un nutriente desintoxicador eficaz por su capacidad de incrementar la presencia del glutatión, un fuerte antioxidante y una molécula importante para la desintoxicación de los estrógenos y la desintoxicación general que tiene lugar en el hígado. El glutatión puede ser útil para controlar los síntomas y el avance de la endometriosis. En varios estudios realizados con sujetos humanos se han usado dosis de 1.200 a 1.800 mg como tratamiento.

Útiles para la metilación

La metilación es un proceso bioquímico importante. Activa y desactiva los genes, repara el ADN, fortalece el sistema inmunitario, modula la inflamación y mucho más (consulta, en el capítulo seis, el apartado «Cómo apoyar los sistemas de desintoxicación»). La metilación saludable contribuye a la desintoxicación. Con el fin de mejorar la metilación, pueden serte útiles los siguientes suplementos, aunque en este proceso es mejor contar con asesoramiento personalizado. Aún no se han realizado estudios sobre el fomento de la metilación en relación con la endometriosis. Las dosis recomendadas se basan en la práctica clínica y en las recomendaciones de los fabricantes.

Magnesio

El magnesio participa en varios procesos de desintoxicación. Es necesario para neutralizar las toxinas, mantener el equilibrio ácido-base en el cuerpo y proteger el organismo de los metales pesados, así como para la síntesis del glutatión, un potente antioxidante y desintoxicante. Las investigaciones sugieren que el magnesio compite con los metales pesados para penetrar en el cerebro y el intestino delgado. Además, el magnesio apoya a enzimas importantes, como la catecol-O-metiltransferasa, que metaboliza los estrógenos para su eliminación.

En nuestra práctica médica, solemos medir los niveles de magnesio además de realizar una evaluación física y recabar un historial médico detallado con el fin de detectar indicios de déficit de magnesio. A menudo comenzamos con 400 mg de glicinato de magnesio y aumentamos la dosis según sea necesario. Si la paciente padece un estreñimiento importante, podemos aconsejarle el citrato de magnesio; le indicamos que empiece con 400 mg y vaya sumando entre 100 y 200 mg cada noche, hasta lograr unas heces suaves y bien formadas a la mañana siguiente. Si presenta una absorción deficiente, podemos aconsejarle que se aplique crema de magnesio en los pies o baños con sales de Epsom.

Vitaminas B

Las vitaminas B actúan en sinergia, y generalmente recomendamos tomar como suplemento un complejo de estas vitaminas o un multivitamínico que contenga una amplia gama de vitaminas B activadas. Las especialmente importantes para la metilación son el folato, la B_{12}, la B_6 y la riboflavina.

Folato (5-formiltetrahidrofolato)

El folato es fundamental para el ciclo de la metilación. Hasta el 50 % de la población tiene un defecto en la enzima implicada en la conversión del folato inactivo a folato activo. Recomendamos, como dosis, entre 200 mcg y 1 mg al día. Algunas personas no toleran el folato de inmediato y pueden necesitar abordar otros problemas, como la disbiosis intestinal, infecciones y alteraciones en la función hepática, antes de trabajar en la metilación. Tomar suplementos de otras vitaminas B antes del folato puede mejorar la tolerancia. No recomendamos el ácido fólico, una vitamina sintética que es difícil de procesar por parte del cuerpo de muchas personas.

Vitamina B_6 (piridoxal-5-fosfato)

La vitamina B_6 participa en el ciclo de la metilación y es fundamental para la formación del glutatión. Recomendamos una dosis de 2 a 5 mg al día, aunque algunas personas requieren dosis más altas. En general, no aconsejamos dosis superiores a los 100 mg diarios, ya que las dosis altas pueden causar un daño nervioso irreversible.

¡Precaución!

Altas dosis de vitamina B_6 (de más de 100 mg diarios) pueden ocasionar un daño nervioso irreversible.

Vitamina B_{12} (metilcobalamina)

A medida que envejecemos absorbemos menos B_{12} de los alimentos, de forma natural. Además, el déficit de ácido estomacal reduce drásticamente la absorción de esta vitamina, que está íntimamente relacionada con el folato en el ciclo de la metilación. Si tienes déficit de ácido estomacal o tu organismo no absorbe bien los nutrientes, tal vez necesites inyecciones de B_{12}. Por lo general, recomendamos dosis de 500 a 2.000 mcg diarios. Normalmente aconsejamos que el suplemento sea de metilcobalamina o de hidroxocobalamina, dependiendo de la genética y la tolerancia.

Betaína

El principal papel fisiológico de la betaína es ser un osmolito y un donante de metilo. Como osmolito, actúa para proteger las células, las proteínas y las enzimas del estrés ambiental. Como donante de metilo, ayuda a convertir la homocisteína (los niveles elevados de homocisteína dañan el revestimiento arterial interno y contribuyen al desarrollo de muchas enfermedades crónicas) en metionina, la cual contribuye a combatir la cistitis y las infecciones del tracto urinario. También mitiga la depresión, elimina metales pesados y desintoxica.

Fosfatidilserina

Al igual que la betaína, la fosfatidilserina ayuda en la conversión de la homocisteína en metionina. También puede ser útil con los altos niveles de cortisol resultantes de una infección crónica, el estrés crónico y la inflamación. En general, recomendamos 100 mg dos veces al día.

Zinc

El déficit de zinc puede reducir la capacidad del cuerpo de usar grupos de metilo procedentes de donantes de metilo como la S-adenosilmetionina. En general, esto da como resultado una inframetilación del ADN, que puede alterar negativamente la expresión génica. Normalmente recomendamos 30 mg de picolinato de zinc. Una dosis de más de 30 mg diarios puede ocasionar déficit de cobre. Preferimos medir los niveles de zinc y cobre en los glóbulos rojos antes de proponer suplementos de cualquiera de estos dos minerales.

Antioxidantes: más apoyo para la metilación

En general, recomendamos obtener los antioxidantes de los alimentos. Sin embargo, cuando es necesario tomar suplementos, preferimos un grupo de antioxidantes en lugar de uno solo, ya que actúan juntos.

Los antioxidantes, incluidos las vitaminas C y E, el selenio y el betacaroteno (vitamina A), son importantes para proteger las células del daño ocasionado por los radicales libres. Además, actúan como cofactores importantes para las enzimas hepáticas implicadas en la desintoxicación. El selenio es especialmente importante, ya que recicla el glutatión y ayuda a incrementar la producción de este, y también inhibe una enzima metiladora, la ADN-metiltransferasa, que se encuentra en los genes del cáncer. La metilación de esta enzima desactiva el gen, lo que mitiga la proliferación del cáncer.

Además, las selenoproteínas protegen el ADN y ayudan en el metabolismo adecuado de la metionina. Presentamos a continuación algunos otros antioxidantes clave:

- **Melatonina.** La mayoría de las personas piensan en una ayuda para dormir cuando oyen la palabra *melatonina*. Sin embargo, la melatonina también es un potente antioxidante. Investigaciones realizadas con mujeres con endometriosis que toman 10 mg de melatonina a las ocho todas las tardes mostraron una reducción del dolor y la regresión y atrofia de las lesiones endometriósicas.[2] Recomendamos tomar entre 0,5 y 10 mg a las ocho de la tarde, ya que las dosis más altas pueden causar fatiga al día siguiente.
- **Ácido alfalipoico.** El ácido alfalipoico es un antioxidante potente. Regenera otros antioxidantes (las vitaminas C y E, la coenzima Q10 y el glutatión) y tiene una acción queladora con los metales pesados. Es soluble tanto en grasas como en agua y, por tanto, el intestino lo absorbe muy bien, y puede atravesar fácilmente la barrera hematoencefálica. Se encuentran pequeñas cantidades de ácido lipoico en fuentes alimentarias como las verduras de hoja de color verde oscuro, la carne de vacuno y las vísceras. No se han realizado estudios específicos sobre el ácido lipoico y su relación con la endometriosis hasta la fecha; sin embargo, su uso como antioxidante es bien conocido. El tipo de ácido lipoico más potente es el ácido R-dihidrolipoico. Debido a su potencial de redistribuir los metales pesados, es mejor consumirlo con moderación. Recomendamos empezar tomando entre 300 y 800 mg diarios en dosis fraccionadas.
- **Resveratrol.** El resveratrol es un potente antioxidante e inhibidor de la aromatasa. Se ha estudiado cómo afecta a la endometriosis y parece reducir significativamente el dolor y evitar el desarrollo de nuevos microvasos en las lesiones endometriósicas.[3] La dosis utilizada en la investigación fue de 30 mg diarios.
- **Picnogenol.** El picnogenol es un potente antioxidante que se ha estudiado por su efecto reductor del dolor en mujeres con endometriosis y dismenorrea.[4] La dosis utilizada en la investigación fue de 60 mg diarios (30 mg tomados dos veces al día).

Útiles contra la inflamación

Cúrcuma/curcumina

Tomada como una hierba o como suplemento, la curcumina —el componente más potente de la cúrcuma— es un inhibidor natural de la ciclooxigenasa 2. Esto significa que tiene poder antiinflamatorio. Es un antioxidante y mejora la desintoxicación del hígado. También se ha demostrado que reduce la producción de estradiol y puede ralentizar el avance de la endometriosis. No se han realizado estudios en humanos para evaluar específicamente el efecto de la curcumina sobre esta enfermedad; sin embargo, en los estudios efectuados con sujetos humanos sobre el consumo de curcumina y la inflamación se han usado dosis de 500 a 1.000 mg o más al día. La absorción mejora si también están presentes ingredientes como el extracto de pimienta negra.

Boswellia serrata

La *boswelia* es un inhibidor natural de la 5-lipooxigenasa (5-LOX), una potente enzima implicada en la inducción del proceso inflamatorio. La *boswelia* es un gran antiinflamatorio. Se han obtenido variedades especialmente potentes, que contienen al menos el 30 % del ácido conocido como AKBA. El AKBA se une directamente a la enzima 5-LOX e inhibe su actividad. Productos como el 5-Loxin, Aflapin y AprèsFLEX son ricos en AKBA. No se han realizado estudios específicos sobre la relación de la *boswelia* con la endometriosis. En investigaciones llevadas a cabo para observar la reducción del dolor se utilizaron dosis que iban de los 600 a los 6.000 mg de resina del árbol *Boswellia serrata* con las comidas, o de los 100 a los 250 mg de 5-Loxin o AprèsFLEX tomados antes de la primera comida del día.[5]

Ácidos grasos omega 3

Los ácidos grasos omega 3 reducen la inflamación y el tamaño de las lesiones endometriósicas, y pueden retrasar el avance de la endometriosis. Recomendamos de 2 a 4 g diarios.

Útil para el control del azúcar en sangre

Berberina

La berberina mejora el metabolismo de la glucosa, lo que a su vez reduce la inflamación. Además, puede ayudar a prevenir las adherencias y la inflamación intestinales posteriores a la cirugía. No se han realizado estudios en humanos con la berberina y el tratamiento de la endometriosis. Recomendamos 500 mg de una a tres veces al día, ya que esta dosis está respaldada por la literatura relativa al consumo de berberina y la mejora del control glucémico.

Útiles para el sistema inmunitario

Astrágalo

El astrágalo estimula la producción de macrófagos en el cuerpo (para más información sobre los macrófagos, consulta el apartado «La desregulación inmunitaria», en el capítulo cuatro) y regula la producción de células T. Un estudio llevado a cabo con ratas mostró que la administración oral de astrágalo reducía los implantes endometriósicos uterinos así como los niveles de estradiol y la inflamación.[6] No se ha llevado a cabo ningún estudio con sujetos humanos en el que se haya empleado el astrágalo para el tratamiento de la endometriosis. Pero en estudios realizados con humanos para incrementar la producción de macrófagos se han utilizado dosis de 250 a 500 mg de un extracto estandarizado de astrágalo tomado tres o cuatro veces al día.[7]

Uña de gato (*Uncaria tomentosa*)

La uña de gato activa los macrófagos. Un estudio realizado con ratas demostró una reducción en el crecimiento de la lesión endometriósica después de catorce días de ingesta de esta planta.[8] Hay información relativa a que varias tribus indígenas la utilizan como anticonceptivo, pero no se han realizado estudios con sujetos humanos para confirmar este efecto, y la dosificación para este objetivo fue mucho más alta que la mayoría de las dosis recomendadas. Los efectos antiproliferadores y la inducción de la apoptosis parecen estar relacionados con los efectos anticonceptivos de este suplemento. Para estimular el sistema inmunitario, recomendamos dosis de 250 a 350 mg diarios de productos que contengan solo *Uncaria tomentosa* —no deben contener alcaloides oxindoles tetracíclicos—.

Hongos *reishi* (*Ganoderma lucidum*)

Los hongos *reishi* se emplean desde hace tiempo para mejorar la función inmunitaria. Se consideran adaptógenos y no solo fortalecen el sistema inmunitario sino que también lo equilibran. El polisacárido beta-(1,3)-D-glucano del *reishi* ayuda a estimular el sistema inmunitario al incrementar la cantidad de macrófagos y células T y mejorar su actividad. El *reishi* ayuda a aumentar los niveles del superóxido dismutasa, un potente antioxidante, y a incrementar el número de bacterias intestinales beneficiosas, fundamentales para tener un sistema inmunitario fuerte, ya que el 80 % de este sistema reside en el intestino. Además, el *reishi* ayuda a cuidar y curar el hí-

> Los hongos *reishi* se emplean desde hace tiempo para mejorar la función inmunitaria. Se consideran adaptógenos y no solo fortalecen el sistema inmunitario sino que también lo equilibran.

gado y a reparar el revestimiento gastrointestinal. Por si fuera poco, ¡es antiinflamatorio!

Hay distintos tipos de hongos *reishi*, pero la mayor parte de los herbolarios consideran que el *reishi* rojo es el más potente. El mejor momento para tomarlos es por la mañana con el estómago vacío, junto con mucha agua y una fuente de vitamina C. Un estudio en el que se observó el efecto de la administración del suplemento de hongo *reishi* sobre la dismenorrea demostró una reducción o un cese de los síntomas después de tomar 1.500 mg del extracto de *Ganoderma lucidum* tres veces al día durante dos o tres ciclos menstruales.[9] La dosis más habitual correspondiente al extracto básico de *reishi* es de 1.800 mg tomados tres veces al día (dosis diaria total: 5,2 g).

Probióticos

Las bacterias beneficiosas del intestino son responsables de aproximadamente el 80 % de la función inmunitaria. Hemos dedicado todo un apartado a la salud intestinal en este libro, en el capítulo cuatro. Recomendamos que los probióticos se obtengan por medio del consumo de alimentos fermentados, pero también recomendamos a menudo cepas específicas o combinaciones de suplementos probióticos, en función de las necesidades de cada individuo. Por ejemplo, el *Bifidobacterium infantis* tiene efectos procinéticos, que pueden ayudar con el SIBO (consulta la página 84 para informarte acerca de este síndrome) y el estreñimiento, ya que estimula la motilidad.

> Las bacterias beneficiosas del intestino son responsables de aproximadamente el 80 % de la función inmunitaria.

Útiles para el intestino

Betaína HCl

La betaína HCl se usa a menudo para incrementar la producción de ácido estomacal. El déficit de ácido estomacal es una causa habitual de indigestión, estreñimiento, proliferación excesiva de bacterias y levaduras e infecciones intestinales. La betaína HCl se toma generalmente al comienzo de una comida que contenga proteínas. Te recomendamos que empieces con una sola cápsula de 750 a 1.000 mg con cada comida y que ajustes la dosis hasta que sientas alguna molestia (ardor, acidez estomacal, calor en el estómago o eructos) y luego reduzcas la dosis a la cantidad máxima que estabas tomando antes de experimentar la molestia. Si sientes malestar, tómate una cucharadita (5 ml) de bicarbonato de sodio disuelto en un vaso (250 ml) de agua para neutralizar el ácido.

Alimentos y suplementos digestivos amargos

Los alimentos y suplementos amargos se han utilizado desde la Antigüedad para favorecer una mejor digestión. Estimulan la respuesta digestiva natural del cuerpo; desencadenan la producción y liberación de enzimas digestivas, bilis y ácido clorhídrico, y pueden contribuir a sanar el intestino. Son ejemplos de alimentos y suplementos digestivos amargos la raíz y la hoja del diente de león, la raíz de bardana, la raíz de romaza, las hojas verdes de ensalada y el té verde. Puedes comprar los alimentos y suplementos amargos digestivos, elaborar tus propios suplementos o incluir alimentos amargos en tus comidas. Iberogast es un producto amargo que también es un procinético fantástico (contribuye a la motilidad intestinal); tómalo al final de las comidas. Además, si tienes el SIBO, te recomendamos veinte gotas antes de acostarte.

Enzimas digestivas

Las enzimas digestivas son necesarias para descomponer los alimentos en nutrientes absorbibles. Las proteínas se descomponen en aminoácidos, los carbohidratos en azúcares simples (glucosa, fructosa y galactosa) y las grasas en ácidos grasos. La mayor parte de nuestras enzimas digestivas se producen en el páncreas y el intestino delgado, y también se produce una pequeña cantidad en la boca y el estómago. Cuando sufrimos una enfermedad o estrés crónicos, o padecemos un daño intestinal, a veces el cuerpo no puede producir las enzimas digestivas adecuadas para digerir correctamente los alimentos. Esto puede provocar síntomas como estreñimiento, ardor de estómago, hinchazón, inflamación intestinal, sensibilidad a los alimentos y malabsorción. Recomendamos la ingesta de suplementos de enzimas digestivas hasta que se corrijan los problemas subyacentes y el organismo vuelva a producir por sí mismo las enzimas digestivas adecuadas. Al comprar un producto de enzimas digestivas, busca un complejo multienzimático que incluya proteasas, lipasas y amilasa. Como en el caso de los suplementos digestivos amargos, recomendamos tomar las enzimas digestivas al final de una comida.

> Cuando sufrimos una enfermedad o estrés crónicos, o padecemos un daño intestinal, a veces el cuerpo no puede producir las enzimas digestivas adecuadas para digerir correctamente los alimentos.

Extracto de regaliz desglicirrizado, olmo americano,[*] raíz de malvavisco y aloe vera

Todos estos suplementos ayudan a calmar el revestimiento intestinal, mejorar la producción de mucosidad y formar una barrera protectora. Esto puede acelerar la reparación natural del cuerpo. Las dosis varían según el producto y las necesidades

---

[*] También conocido como olmo blanco, *ulmus americana* y olmo resbaladizo.

del individuo. También puedes preparar infusiones con el olmo americano y la raíz de malvavisco y beber el gel de aloe vera mezclado con agua.

Zinc carnosina

El zinc carnosina es un mineral micronutriente que ayuda a proteger las células del daño que les podrían infligir los radicales libres. Además, tiene efectos antiinflamatorios y ayuda a estabilizar los mastocitos, mata la *Helicobacter pylori* y mejora la reparación celular del intestino. Basándonos en estudios en los que se utilizó el zinc carnosina para la reparación intestinal, recomendamos tomar entre 30 y 50 mg dos o tres veces al día durante un mes.

Butirato

El butirato es un ácido graso de cadena corta producido por las bacterias cuando digieren la fibra en el intestino grueso. Es fundamental para tener un intestino sano, especialmente para la salud del revestimiento intestinal. Equilibra la proliferación y la muerte de las células que recubren el intestino, proporciona combustible a dichas células y reduce la inflamación intestinal (no tener suficientes bacterias beneficiosas en el intestino puede provocar inflamación). Además, el butirato juega un papel importante en el sistema inmunitario al regular la producción y el desarrollo de las células T del colon (recuerda que las células T actúan como «moderadoras» de la respuesta inmunitaria). Afortunadamente, se puede obtener de ciertos alimentos —se encuentra en grandes cantidades en la mantequilla y el *ghee*— y también se puede tomar como suplemento. Aconsejamos obtenerlo del *ghee*; ocasionalmente, recomendamos tomar suplementos de butirato o aplicarse enemas de butirato.

L-glutamina

La L-glutamina es un aminoácido que el cuerpo utiliza en grandes cantidades. De hecho, las células intestinales lo usan como su principal combustible. Si el revestimiento intestinal presenta algún daño, la ingesta de L-glutamina puede acelerar el proceso de curación. Las dosis de glutamina varían según las necesidades terapéuticas. Basándonos en las investigaciones y la práctica médica, recomendamos tomar 5 g de L-glutamina dos veces al día durante uno o dos meses.

Probióticos

Los probióticos ayudan a incrementar el número de bacterias beneficiosas y estimulan un buen equilibrio microbiano. Tener una cantidad considerable de bacterias beneficiosas contribuye a mantener una función gastrointestinal saludable. En general, recomendamos obtener los probióticos de los alimentos fermentados. Sin embargo, durante la primera fase de la estrategia dietética para la endometriosis, es posible que no toleres bien este tipo de alimentos. Al principio, te aconsejamos que pruebes con el suplemento MegaSporeBiotic; empieza tomando uno diariamente con una comida y observa cómo te sientes. Si tus síntomas empeoran, detente y prueba de nuevo en la fase 2

Restore

Restore es un producto rico en carbono, líquido alcalino, que contiene unos aminoácidos específicos. No es un probiótico ni un prebiótico. Se ha demostrado médicamente que repara el revestimiento intestinal, apoya el sistema inmunitario y favorece las bacterias beneficiosas. Para más información, visita www.restore4life.com.

de la estrategia dietética. Además, pueden serte útiles determinadas cepas de probióticos; por ejemplo, el *Bifidobacterium infantis* tiene efectos procinéticos, lo cual puede contribuir a combatir el SIBO y el estreñimiento (ya que estimula la motilidad).

Tratamiento herbal para el SIBO

Hay varios profesionales de la medicina que recomiendan tratamientos herbales y logran un gran éxito. Recomendamos efectuar cambios en la dieta, reducir el estrés, acudir a los productos digestivos y tomar 450 mg de ajo tres veces al día como primera línea de defensa. Si esto no funciona, puedes probar con un protocolo a base de hierbas. Preferimos un protocolo de un mes de duración con *neem*, alicina, berberina y aceite de orégano. Además, hay un nuevo suplemento concebido específicamente para el SIBO, el Atrantil (https://atrantil.com).

Útiles para el apoyo mitocondrial
Coenzima Q10

El proceso de convertir los carbohidratos, proteínas y grasas en trifosfato de adenosina (ATP, por sus siglas en inglés), la moneda energética del cuerpo, requiere que los electrones se muevan hacia delante y hacia atrás a través de la membrana celular mitocondrial. Esto puede ocasionar una considerable producción de radicales libres, los cuales, como hemos visto, causan daño a las células y al ADN. El resultado es la muerte mitocondrial, una menor producción de ATP, la aceleración del envejecimiento, la inflamación y, finalmente, la enfermedad.

La coenzima Q10 (CoQ10) es un antioxidante importante y también tiene un papel fundamental en la producción de ATP en las mitocondrias. Se encuentra en grandes cantidades en la membrana interna de las mitocondrias, donde tiene lugar la fase final de la producción de ATP. Los bajos niveles de CoQ10 están fuertemente correlacionados con la fatiga. El cuerpo la produce de forma natural, pero si tienes déficit de mitocondrias o mitocondrias dañadas, puede ser positivo para ti tomar un suplemento de CoQ10.

No se han realizado estudios específicos sobre la CoQ10 y su consumo en relación con la endometriosis; de todos modos, en estudios llevados a cabo sobre afecciones en las que las mitocondrias eran igualmente bajas, las dosis utilizadas fueron de 100 a 300 mg. La CoQ10 se absorbe mal, pero la absorción aumenta cuando se consume con una comida rica en grasas. La modalidad de CoQ10 conocida como ubiquinol parece absorberse mejor.

Magnesio

Se requiere magnesio para más de trescientas enzimas del cuerpo, y las mitocondrias son zonas de almacenamiento del magnesio intracelular. Esto tiene sentido, ya que el magnesio es un cofactor fundamental para la generación de ATP en las mitocondrias. Sin él, no se puede producir ATP, y las mitocondrias no pueden funcionar correctamente. También es un cofactor importante en la producción del glutatión. El magnesio tiende a escasear en la dieta; se estima que el 80 % de los estadounidenses tienen déficit de este mineral. El síntoma más habitual del déficit de magnesio son los

Alimentos que contienen magnesio

- Algas secas
- Hierbas como la albahaca, el cilantro, el perejil y el hinojo
- Frutos secos como los anacardos y las almendras
- Semillas como las de lino, sésamo y calabaza
- Proteína de suero de leche
- Calabacín
- Frutas del bosque
- Verduras de hoja verde

calambres musculares (por ejemplo, los calambres en las piernas y los tics oculares).

Hay muchos alimentos ricos en magnesio (consulta el recuadro), pero algunas personas deben tomar suplementos. Las dosis varían en función del problema de salud y las necesidades. Es difícil tomar una sobredosis de magnesio oral; si te excedes, tus heces serán blandas. Recomendamos comenzar con 200 mg de glicinato de magnesio diarios y aumentar la dosis cada pocos días, hasta que las heces se ablanden pero estén bien formadas; cuando llegues a este punto, cíñete a esa dosis. Si padeces estreñimiento, puede irte bien tomar citrato de magnesio, que tiene propiedades laxantes.

Ácido R-alfalipoico

El ácido alfalipoico (ALA) es un potente antioxidante. Parece que protege las mitocondrias de la oxidación, ayuda a repararlas del daño oxidativo, reduce la cantidad de radicales libres generados por ellas durante la producción de ATP e incrementa la biogénesis mitocondrial, de manera que aumenta el número de mitocondrias. Parece ser que el tipo de ALA más potente es el ácido R-alfalipoico (R-ALA), que es la modalidad biológicamente activa. No se han realizado estudios específicos respecto al ALA y la endometriosis; de todos modos, los estudios con humanos en los que se ha empleado el ALA han demostrado una reducción de la inflamación y los radicales libres con una dosis de 600 mg de R-ALA tomada diariamente con el estómago vacío.[10]

> Los estudios con humanos en los que se ha empleado el ALA han demostrado una reducción de la inflamación y los radicales libres.

Resveratrol

El resveratrol parece estimular la proteína quinasa activada por AMP (AMPK), lo cual incrementa la cantidad de mitocondrias presentes en las células, además de otras vías importantes para la producción mitocondrial, como el coactivador PGC-1 alfa, considerado el regulador principal de la biogénesis mitocondrial. El resveratrol tiene pues un gran impacto en las mitocondrias, pero también se ha estudiado como una terapia para la endometriosis. La dosis utilizada en los estudios a este respecto fue de 30 mg diarios.

Útiles para el equilibrio hormonal

Extracto del fruto del sauzgatillo

El sauzgatillo actúa reduciendo la cantidad de prolactina y estrógenos e incrementando la progesterona. Hay algunos estudios sobre esta planta que respaldan su uso para el síndrome premenstrual, las irregularidades menstruales, la dismenorrea, la infertilidad y el dolor en los senos cíclico. En un pequeño estudio, el sauzgatillo se mostró tan eficaz como la píldora anticonceptiva para reducir la dismenorrea.[11] En general, se recomienda probarlo durante un período de seis a doce meses para comprobar su efecto. Las dosis varían según los estudios, pero una dosis típica es de 40 mg diarios.

Diindolilmetano

El diindolilmetano (DIM) es un fitonutriente que se encuentra en las hortalizas crucíferas como el brócoli. Contribuye al metabolismo saludable de los estrógenos en el hígado. Todavía no se han realizado ensayos en humanos sobre el uso del DIM en la endometriosis para determinar las dosis apropiadas. De todos

modos, los estudios efectuados con sujetos humanos que pade-
cían otros problemas de salud vinculados con los estrógenos han
demostrado un mejor metabolismo de los estrógenos con el uso
de suplementos de DIM. Las dosis utilizadas en las investigaciones van de los 100 a los 300 mg diarios.

Probióticos

Los probióticos contribuyen a aumentar las bacterias beneficiosas y estimulan un equilibrio microbiano saludable. Una
buena cantidad de bacterias beneficiosas ayuda a inhibir la actividad de la betaglucuronidasa, lo que reduce la cantidad de estrógenos reabsorbidos en los intestinos. En general, recomendamos obtener los probióticos de los alimentos fermentados;
sin embargo, durante la primera fase de la estrategia dietética
para la endometriosis, es posible que no toleres bien este tipo de
alimentos. Al principio, el suplemento que aconsejamos probar
es el MegaSporeBiotic. Empieza tomando uno diariamente con
una comida y comprueba cómo te sientes. Si tus síntomas empeoran, detente e inténtalo de nuevo en la segunda fase de la dieta. Además, hay determinadas cepas de probióticos que pueden
beneficiarte; por ejemplo, el *Bifidobacterium infantis* tiene efectos
procinéticos, que pueden ser útiles contra el SIBO y el estreñimiento (ya que contribuye a la motilidad).

Resveratrol

El resveratrol es un potente antioxidante e inhibidor de la
aromatasa. Se ha estudiado su uso en la endometriosis y parece
reducir significativamente el dolor e inhibir la proliferación de
nuevos microvasos en las lesiones endometriósicas.[12] La dosis
utilizada durante la investigación fue de 30 mg diarios.

Picnogenol

El picnogenol es un potente antioxidante que se ha estudiado por su efecto mitigador del dolor en mujeres con endometriosis y dismenorrea.[13] La dosis utilizada durante la investigación fue de 60 mg diarios (30 mg tomados dos veces al día).

D-glucarato de calcio

El D-glucarato de calcio impide que la betaglucuronidasa intestinal vuelva a unirse a los estrógenos para que sean reabsorbidos. Además, incrementa la glucuronidación (el metabolismo de los estrógenos) en el hígado. No se han realizado estudios en humanos en relación con la endometriosis. En estudios con animales, redujo los estrógenos en un 23 %, pero hay que tener en cuenta que se usaron dosis elevadas. El equivalente humano a la cantidad empleada en los estudios con animales sería de 100 mg/kg como mínimo, y los efectos máximos se producirían con 200 mg/kg. (Por ejemplo, si pesas 50 kilos, necesitarías 5.000 mg de D-glucarato de calcio por día. La dosis habitual por pastilla es de 500 mg).

Útiles contra el estrés

Vitaminas B

Las vitaminas B pueden agotarse durante los episodios de estrés crónico; también a causa del consumo de anticonceptivos orales, que se prescriben a muchas mujeres con dolor pélvico y endometriosis. Se ha demostrado que la suplementación con vitaminas B ayuda a quienes padecen estrés crónico.

El ácido pantoténico (vitamina B_5) puede ser especialmente útil. Los estudios efectuados con animales y humanos han proporcionado pruebas de que estimula la respuesta suprarrenal en situaciones estresantes, y la administración de suplementos puede mejorar la respuesta al estrés. Por lo general, recomendamos un multivitamínico o un complejo B diarios con vitaminas B activadas. Podemos proponer, además, el ácido pantoténico, en una dosis de 500 mg tomadas dos veces al día, para ayudar a combatir el estrés.

Vitamina C

La vitamina C es otro nutriente que puede agotarse con el estrés crónico. Además, el estrés también inhibe el sistema inmunitario. En un estudio se puso a ratas bajo condiciones de estrés y les suministraron 200 mg de vitamina C a diario (el equivalente a varios gramos diarios en el caso de los humanos) y resultó que esta suplementación redujo los niveles sanguíneos de las hormonas del estrés.[14] Además, se vieron mitigados otros indicadores habituales del estrés, como la pérdida de peso corporal, el agrandamiento de las glándulas suprarrenales y la reducción del tamaño de la glándula timo y el bazo.

Estos resultados también se constataron en humanos. Se proporcionaron dosis diarias de 500 y 1.500 mg de vitamina C a corredores de maratón siete días antes de la carrera, el mismo día de la carrera y dos días después de que esta se realizase.[15] Los investigadores observaron niveles de cortisol significativamente inferiores después de la carrera, tanto con la dosis de 500 mg como con la de 1.500 mg. Otro estudio que observó los niveles de cortisol provocados por el estrés psicológico mostró que el consumo de suplementos de 3.000 mg de vitamina C redujo estos niveles.[16] A partir de estas investigaciones, normalmente recomendamos entre 500 y 3.000 mg diarios de vitamina C, obtenidos de fuentes alimentarias o de suplementos. Quienes experimentan un mayor estrés puede ser que necesiten cantidades más altas.

Magnesio

El magnesio está implicado en más de trescientas reacciones bioquímicas del cuerpo, incluidas la síntesis de proteínas, la función muscular y nerviosa, el control de la glucosa en sangre, la regulación de la presión arterial, la producción de energía, la desintoxicación y la síntesis del ADN y el ARN. Sin embargo, muchos estadounidenses tienen déficit de este mineral. El magnesio es un relajante muscular natural. Muchas mujeres con endometriosis y dolor pélvico tienen espasmos en los músculos pélvicos, lo que les puede ocasionar dolor y malestar.

El magnesio también es útil para calmar el sistema nervioso. De hecho, se ha demostrado que el déficit de magnesio ocasiona disfunciones en el eje hipotalámico-hipofisario-adrenal, el resultado de lo cual es la ansiedad. A partir de las conclusiones de los estudios, recomendamos consumir entre 400 y 1.200 mg diarios de magnesio, según las necesidades individuales. Basamos las recomendaciones específicas en los síntomas del paciente, así como en el análisis de los nutrientes contenidos en su sangre.

Ácidos grasos omega 3

Los ácidos grasos omega 3, incluidos el ácido eicosapentaenoico (EPA) y el ácido docosahexaenoico (DHA), pueden contribuir a modular los efectos del estrés en el cuerpo. Se ha demostrado repetidamente que el estrés psicológico incrementa la producción de citocinas en la sangre (las citocinas conducen a la inflamación) y que los ácidos grasos omega 3 reducen los niveles sanguíneos de estas. Esto puede ayudar a que las mujeres con dolor pélvico y endometriosis experimenten menos dolor. Además, la suplementación con ácidos grasos omega 3 puede reducir los niveles de cortisol al inhibir la activación suprarrenal provocada por el estrés. A partir de los estudios disponibles, generalmente recomendamos entre 500 y 4.000 mg de ácidos grasos omega 3 al día.

Fosfatidilserina

La fosfatidilserina (o PS, según su denominación en inglés) es un glicerofosfolípido que se encuentra en la membrana celular. Es un lípido señalizador que desempeña un papel importante en la estructura y el funcionamiento de las células neuronales, y puede mejorar la memoria, el aprendizaje, el estado de ánimo y la capacidad de la persona de gestionar el estrés. Se ha demostrado que la PS mitiga la producción de la hormona adrenocorticotropa y la liberación de cortisol por parte de las glándulas suprarrenales, lo cual atenúa la respuesta de estrés. Una dosis diaria de 400 mg de PS reduce los niveles de cortisol de manera efectiva en los sujetos que experimentan estrés crónico y agudo.

L-teanina

La L-teanina, derivada del té verde, apacigua el sistema nervioso, promueve la relajación, mejora la función cognitiva y favorece la salud cerebral. Además, reduce la producción de los neurotransmisores excitadores e incrementa la liberación de los neurotransmisores inhibidores, como la serotonina. La L-teanina se ha comparado con populares medicamentos contra la ansiedad que se venden con receta, como el alprazolam (Xanax), y ha demostrado mayores efectos relajantes con una dosis de 200 mg diarios.

La L-teanina se ha comparado con populares medicamentos contra la ansiedad que se venden con receta, como el alprazolam (Xanax), y ha demostrado mayores efectos relajantes con una dosis de 200 mg diarios.

Bálsamo de limón (melisa)

El bálsamo de limón se utilizó en la antigua Grecia para aliviar la ansiedad y el insomnio. Varios estudios cuyos sujetos fueron animales o seres humanos han demostrado los impresionantes resultados de esta hierba en la reducción del estrés. Tanto una dosis de 300 mg como una de 600 mg favorecieron un estado de calma y alerta en sujetos expuestos a estrés inducido en el laboratorio. Además, el bálsamo de limón redujo la gravedad de los síntomas del síndrome premenstrual en adolescentes. Basándonos en los estudios, recomendamos tomar una dosis de 300 mg una o dos veces al día para tratar la ansiedad diurna y favorecer la relajación y el sueño.

Ashwagandha

La *ashwagandha* es conocida por ser un adaptógeno (un agente utilizado para incrementar la resistencia a factores estresantes biológicos, químicos y físicos). Tiene efectos potentes sobre el sistema nervioso; ayuda a gestionar la ansiedad y la depresión relacionadas con el estrés. Sus resultados en el alivio de la ansiedad y la depresión son similares a los de los medicamentos lorazepam (Ativan) e imipramina (Tofranil). Además, la *ashwagandha* protege el cerebro de los efectos secundarios negativos del estrés. Tomar dosis de 300 mg de raíz de *ashwagandha* dos veces al día reduce los niveles de cortisol y la ansiedad en los individuos con estrés crónico. A partir de los estudios, recomendamos dosis de 300 a 1.000 mg diarios.

Precaución

Si eres sensible a las solanáceas, como les ocurre a algunas mujeres que sufren dolor pélvico, evita la *ashwagandha*, ya que pertenece a esta familia.

Rhodiola rosea

La *rhodiola* se considera un adaptógeno, como la *ashwagandha*. Se utilizó en la medicina popular tradicional para combatir la fatiga y la depresión, incrementar la resistencia física, mejorar la productividad laboral, tratar la impotencia y ayudar a prevenir el mal de altura. Varios estudios han mostrado que reduce la ansiedad, la depresión y la fatiga derivadas del estrés. En un estudio, se proporcionaron 170 mg diarios de *rhodiola* a médicos que trabajaban en el turno de noche y se observó una mejoría estadísticamente significativa de su agudeza mental.[17] Incluso una dosis única ha demostrado reducir la fatiga.[18] La *rhodiola* puede ser calmante o estimulante, según la dosis consumida. Teniendo en cuenta los estudios, las dosis recomendadas son de 100 a 400 mg diarios, que conviene tomar a la hora del almuerzo como muy tarde.

Precaución

Antes de tomar cualquier suplemento, habla con tu médico o farmacéutico sobre las posibles contraindicaciones.

Útiles para el sueño

Glicinato de magnesio

Consulta el apartado dedicado al magnesio en el la página 229.

Melatonina

La melatonina es una hormona que está más presente en el cuerpo por la noche de forma natural para ayudarnos a conciliar el sueño. También es un antioxidante potente, y hay algunos estudios que avalan sus efectos mitigadores del dolor en caso de endometriosis. Basándonos en los estudios, recomendamos empezar con una dosis de 0,5 a 2 mg a las ocho de la tarde, todos los días. Esta dosis puede incrementarse poco a poco, pero no deben tomarse más de 10 mg diarios. Optar por una modalidad de liberación prolongada puede ayudarte a dormir toda la noche. Puedes decantarte por una modalidad de liberación rápida en pequeñas dosis (de 0,5 a 1 mg) durante la noche para que te ayude a volver a conciliar el sueño si te despiertas. Toma la melatonina y permanece en una habitación oscura o lleva puestas unas gafas de cristales de color ámbar o amarillo una hora antes de acostarte. Es preferible que te acuestes a la misma hora todas las noches.

L-teanina

La L-teanina es un aminoácido derivado del té verde. Puede ser útil para la ansiedad y el sueño, especialmente si los problemas para dormir se deben a que la mente está hiperactiva y estresada. A partir de las investigaciones, recomendamos tomar de 50 a 200 mg al acostarse, y que la dosis diaria no supere los 1.200 mg. También puedes tomar L-teanina durante la noche si te despiertas con ansiedad.

Lúpulo

El lúpulo, famoso ingrediente de la cerveza, se ha usado tradicionalmente como un sedante suave para combatir la ansiedad y el insomnio. Según las investigaciones, recomendamos tomar de 300 a 400 mg treinta minutos antes del momento de acostarse.

Aromaterapia

La lavanda fortalece y calma suavemente el sistema nervioso. Recomendamos aspirar su olor por la noche, poniendo unas gotas en la almohada antes de acostarse o añadiéndolas al agua de la bañera en el baño vespertino. Otros aceites esenciales de efecto calmante son el *ylang ylang*, la bergamota y la manzanilla.

Valeriana

La valeriana es uno de los remedios naturales para el sueño más empleados y estudiados. También se ha utilizado para ayudar a aliviar la dismenorrea. Habitual en las «infusiones para dormir», es conocida por su acción sedante contra el insomnio, el nerviosismo y la inquietud, y puede ayudarte a mejorar tu capacidad para conciliar el sueño con rapidez y a dormir más profundamente. La valeriana funciona bien cuando se combina con la adormidera, la escutelaria y la pasiflora. Nos basamos en las investigaciones para recomendar dosis de 200 a 800 mg tomadas entre treinta y sesenta minutos antes de acostarse.

> La valeriana funciona bien cuando se combina con la adormidera, la escutelaria y la pasiflora.

Bálsamo de limón (melisa)

Se sabe que el bálsamo de limón reduce la ansiedad y favorece el sueño. Muchos estudios han analizado sus efectos calmantes, pero la mayoría se han centrado en el bálsamo de limón combinado con otras hierbas. La melisa también está asociada con el apaciguamiento de las molestias digestivas relacionadas con trastornos emocionales. Basándonos en los estudios, recomendamos empezar con dosis de 300 a 900 mg por la noche.

Útiles contra el dolor

Valeriana

Los valepotriatos y el ácido valérico, compuestos de la valeriana, se unen a los mismos receptores cerebrales que el Valium y pueden mitigar el dolor menstrual causado por los espasmos musculares. Un estudio de 2011 en el que se empleó una dosis de 225 mg de valeriana tres veces al día a partir del primer día del ciclo menstrual y continuando durante dos días consecutivos más reveló una reducción significativa del dolor asociado a los calambres menstruales.[19]

Mundillo (*Viburnum opulus*)

El arbusto mundillo, o sauquillo, se ha usado tradicionalmente como antiespasmódico y relajante en casos de espasmos uterinos y ováricos, que pueden provocar calambres dolorosos. No se han realizado estudios con humanos, pero los llevados a cabo con animales han demostrado una reducción de la cantidad de espasmos uterinos. No existe una dosis científicamente probada en este momento, pero una cantidad diaria no problemática parece ser de dos o tres vasos de infusión, elaborada con 1 g de raíz en un vaso (250 ml) de agua, tomada unos días antes de la menstruación y durante todo el ciclo menstrual.

Ejemplo de programa de suplementación para la endometriosis

En general, recomendamos empezar con un suplemento tras otro y añadir uno nuevo cada cinco o siete días para poner a prueba la tolerancia.

• **Picnogenol:** 60 mg diarios

- **N-acetilcisteína:** 1.200 mg diarios
- **Diindolilmetano:** 150 mg diarios
- **Sauzgatillo:** 40 mg diarios
- **Curcumina:** 500 mg con extracto de pimienta negra dos veces al día
- **Mundillo y raíz de valeriana:** para el dolor, según sea necesario. En cuanto a la dosificación, ver los apartados dedicados a estos suplementos.

Suplementos adicionales:

- **Suplemento multivitamínico y mineral:** a menudo recomendamos el Metabolic Maintenance's The Big One con vitamina D, una vez al día.
- **Glicinato de magnesio:** la dosis inicial recomendada es de 400 mg al día.
- **Cardo mariano:** la dosis recomendada es de 300 mg diarios.
- **Probiótico:** recomendamos empezar con el MegaSporeBiotic. La dosis recomendada es una vez al día con una comida.
- **Omega 3 de alta calidad:** recomendamos el Nordic Naturals ProOmega, en dosis de 2 a 8 cápsulas diarias con las comidas. Almacenar en el congelador y tomar congelado.
- **CoQ10:** recomendamos 100 mg diarios tomados con una comida rica en grasas.

Tercera parte

PAUTAS DIETÉTICAS, ALIMENTOS RECOMENDADOS Y RECETAS

Aunque no existe una verdadera «dieta para la endometriosis», la literatura científica existente permite justificar diversas estrategias alimentarias. La premisa de nuestras recomendaciones dietéticas se basa en las evidencias científicas disponibles. Hemos descrito esta información en detalle en capítulos anteriores del libro. Las recomendaciones alimentarias que aquí ofrecemos tal vez no sean útiles para todo el mundo, pero están pensadas para ayudar a combatir la mayor parte de los problemas de salud asociados con la endometriosis y el dolor pélvico.

Proponemos unas recomendaciones dietéticas concibiendo tres fases. Cada una abarca un período de tiempo aproximado. Es posible que necesites estar más o menos tiempo del que recomendamos en una determinada fase, en función de la gravedad de tus síntomas y de cómo reaccione tu cuerpo a los cambios alimentarios indicados.

Las recomendaciones dietéticas y las listas de alimentos permitidos que vas a encontrar están concebidas para reducir la inflamación, mejorar lo máximo posible la salud y la función intestinales, equilibrar y fortalecer el sistema inmunitario, estabilizar los niveles de azúcar en sangre, incrementar la energía, promover la desintoxicación natural del cuerpo y mejorar en gran medida el estado de salud.

En la fase 1, la de reparación, vas a consumir alimentos bajos en FODMAP (oligosacáridos, disacáridos, monosacáridos y polioles fermentables), así como alimentos que facilitan la eliminación. Vas a seguir una dieta baja en carbohidratos. En la fase 2, la de reequilibrio, vas a ir reintroduciendo poco a poco alimentos descartados en la fase 1 con el fin de incrementar la presencia de bacterias intestinales beneficiosas y estimular la función gastrointestinal. La reintroducción será estratégica, para que puedas ir detectando posibles intolerancias. La fase 3, la de reconstrucción, se basa en la fase 2. Se van incluyendo más alimentos con el fin de mejorar aún más la salud intestinal. El objetivo es ampliar al máximo las opciones dietéticas, dentro de los límites de las tolerancias, para que cuentes con mayor libertad a la hora de comer. Esta fase es la de mantenimiento, y podrás seguir ampliando tus opciones alimentarias a medida que vayas sanando. Como las fases 1 y 2, la fase 3 incluye alimentos destinados a mejorar el proceso de desintoxicación natural del cuerpo, reducir la inflamación y equilibrar el azúcar en sangre.

Empecemos pues. En primer lugar, familiarízate con las pautas generales que se indican a continuación. Seguidamente, proponte abordar la primera fase de la estrategia alimentaria: lee atentamente las recomendaciones dietéticas y presta atención a la lista de alimentos permitidos en esta fase. Al lado de muchos de estos alimentos se indica la cantidad recomendada por ración. Encontrarás unas cuantas recetas que podrán inspirarte en la elaboración de más platos. Te aconsejamos que consultes con tu profesional de la salud para realizar los ajustes pertinentes. Cuando des por concluida la primera fase, pasa a la segunda, y finalmente a la tercera.

Pautas generales

- En las distintas fases, controla la ingesta de hidratos de carbono; toma 20 g o menos por comida. Y consume con moderación la proteína y las grasas saludables.
- Come cada tres o cinco horas y reduce al mínimo los refrigerios entre comidas. Esto puede ser equivalente a tomar entre dos y cuatro comidas diarias, según tu horario y tu hambre.
- Come solamente cuando tengas hambre y hasta que te sientas satisfecha, pero no llena.
- Invierte al menos veinte minutos en tomar una comida. Pon un temporizador si es necesario para evitar comer demasiado deprisa. Mastica, mastica y mastica un poco más.
- Para beber y para la elaboración de leches, caldos, etc., es mejor utilizar agua filtrada, para evitar la ingestión de cloro y otros contaminantes. El cloro puede irritar el intestino y contribuir a la carga tóxica.
- La sal natural contiene más de cincuenta minerales, todos los cuales son importantes para equilibrar la presión arterial y otras funciones corporales. La sal de mesa ha sido desprovista de todos sus minerales naturales, excepto el sodio y el cloruro, por medio del uso de sustancias químicas fuertes. Además, contiene aditivos que se ha demostrado que son tóxicos para el ser humano. Recomendamos el uso de sal marina (mira la lista de ingredientes del paquete para asegurarte de que el único ingrediente sea «sal marina»).
- Para estar menos expuesta a sustancias carcinógenas cuando cocines carne o pescado en barbacoa, mantén la llama baja para evitar que toque el alimento. Además, limpia bien la parrilla antes de cada uso para reducir la acumulación de carcinógenos. Finalmente, marina la carne y el pescado un mínimo de cinco minutos antes de cocinarlos.

Capítulo 12

Fase 1: reparación

L a primera fase es aquella en la que debes ser más estricta, y te recomendamos que la sigas durante uno o dos meses. El objetivo de esta fase es que inicies el proceso de reequilibrar la microbiota intestinal, sanar el tracto gastrointestinal, reducir la inflamación, estabilizar los niveles de azúcar en sangre, fortalecer y reequilibrar el sistema inmunitario, reducir la cantidad de toxinas presentes en tu dieta y promover una desintoxicación suave.

Suplementos

Además de llevar a cabo unas elecciones alimentarias conscientes, tal vez te sea útil tomar en consideración el consumo de suplementos con el fin de estimular y acompañar la función natural de tu cuerpo y acelerar la curación. Consulta el capítulo once para obtener más información a este respecto.

Recomendaciones dietéticas

Estas son nuestras recomendaciones alimentarias que te ayudarán a alcanzar los objetivos correspondientes a esta fase:

1. Empieza a seguir una dieta menos rica en FODMAP (oligosacáridos, disacáridos, monosacáridos y polioles fermentables) para comenzar a reequilibrar tu flora intestinal.

2. Sigue una dieta menos rica en azúcares y carbohidratos para estabilizar tu nivel de azúcar en sangre y mitigar la proliferación excesiva de levaduras y bacterias no beneficiosas en el intestino.

3. Durante cuatro semanas, prescinde de los alimentos asociados a las intolerancias alimentarias más habituales: huevos, soja, productos lácteos, gluten, solanáceas (tomates, berenjenas, pimientos, patatas), maíz, cacahuetes, cítricos y chocolate. (En la segunda fase reintroducirás estos alimentos de manera escalonada para evaluar las sensibilidades, aunque seguirás evitando el gluten).

4. Prescinde de los alimentos que se cree que empeoran el dolor pélvico y los síntomas de la endometriosis.

5. Prepara comidas pensadas para equilibrar el azúcar en sangre y reducir la inflamación.

6. Consume alimentos que fomenten los procesos naturales de desintoxicación del cuerpo.

7. Consume alimentos y especias ricos en antioxidantes.

8. Disfruta de alimentos y especias que se sabe que reducen la inflamación.

9. Come principalmente alimentos cocinados, para facilitar la digestión.

10. Compra alimentos orgánicos, no modificados genéticamente.

Sensibilidades alimentarias y la inflamación

Comer alimentos a los que eres sensible puede incrementar la inflamación de tu cuerpo y empeorar los síntomas de la endometriosis. Estos alimentos desencadenan la liberación de mediadores proinflamatorios, como citocinas, leucotrienos y prostaglandinas, y el cuerpo reacciona experimentando más dolor.

Alimentos permitidos en la fase 1

Evita las legumbres, los cereales y los productos lácteos (excepto el *ghee*) en esta fase y limita el consumo de fruta a una o dos raciones diarias. Cuando se indican cantidades en los alimentos de la lista, limita el tamaño de tu ración a esa cantidad en cada comida en que los consumas.

CATEGORÍA	ALIMENTOS PARA LA FASE 1
Verduras (crudas)	• Pepino (pelado y sin semillas) • Rábano
Verduras (cocidas, exprimidas o coladas procedentes de caldo)	• Acelga • Apio (solamente en jugo o colado) • Brócoli (½ vaso/125 ml troceado) • Brotes de bambú • Bulbo de hinojo (solamente en jugo o colado) • Calabacín (¾ de vaso/175 ml troceado) • Calabaza amarilla (¾ de vaso/175 ml troceada) • Calabaza bellota (¼ de vaso/60 ml troceada) • Calabaza cacahuete (¼ de vaso/60 ml troceada) • Calabaza espagueti (¾ de vaso/175 ml de filamentos) • Calabaza kabocha (¼ de vaso/60 ml troceada) • Cebolletas (solo la parte verde) • Cebollinos • Col

243

CATEGORÍA	ALIMENTOS PARA LA FASE 1
Verduras (cocidas, exprimidas o coladas procedentes de caldo)	• Col china (1 vaso/250 ml troceada) • Col rizada • Colinabo • Endibia • *Radicchio* (12 hojas) • Raíz de apio (¼ de vaso/60 ml troceada) • Remolacha (2 cucharadas/30 ml troceada) • Repollo (½ vaso/125 ml troceado) • Rúcula • Zanahorias
Frutas y frutos (frescos o congelados)	• Aceitunas (en salmuera) • Arándanos (1 vaso/250 ml) • Banana o plátano (½ de tamaño mediano) • Fresas (1 vaso/250 ml enteras) • Lima • Limón • Mantequilla de coco (2 cucharadas/30 ml)
Carnes y pescados	• Aves de corral • Cabra • Caza (búfalo, venado, codorniz, conejo) • Cerdo • Cordero • Marisco • Pescado • Vacuno • Vísceras
Grasas	• Aceite de coco (válido para cocinar) • Aceite de linaza (usar frío solamente) • Aceite de oliva (usar frío solamente) • Aceite de TCM puro (válido para cocinar; consulta el recuadro siguiente) • *Ghee* (válido para cocinar; consulta el recuadro de la página 251) • Grasa de pato (válido para cocinar)
Edulcorantes	• Estevia (extracto líquido)
Hierbas y especias	• Todas las hierbas (nuestras favoritas: romero, tomillo, salvia, orégano, albahaca) • Todas las especias, excepto la cebolla en polvo y el ajo en polvo
Saborizantes	• Vinagre de sidra

CATEGORÍA	ALIMENTOS PARA LA FASE 1
Líquidos	• Agua (filtrada, sin gas) • Caldo (hecho con huesos con médula solamente) • Infusiones de hierbas • Leche de almendras (sin espesantes añadidos) • Leche de coco (sin espesantes añadidos)

Los TCM

Los triglicéridos de cadena media (TCM) son un tipo de grasa con un eje de glicerol y dos o tres cadenas de ácidos grasos de longitud media. A diferencia de otros ácidos grasos con cadenas más largas, que requieren un largo proceso de digestión para ser absorbidos, los TCM se incorporan fácilmente al torrente sanguíneo desde los intestinos. Esto hace que sean una grasa fantástica para las personas desnutridas o que tienen problemas de absorción. Además, pueden soportar altas temperaturas de cocción, por lo que son ideales para cocinar. El aceite de coco tiene un alto contenido en TCM, y también está a la venta el aceite de TCM puro.

Recetas

Leche de coco

Receta para 4 vasos y medio aprox. (1.125 ml)

Esta leche de coco no solo es fácil de preparar, sino que además está deliciosa. En la primera fase es importante evitar los espesantes añadidos. La mayor parte de las leches de coco que están a la venta contienen ingredientes, como la goma guar, que pueden empeorar tus síntomas.

- **4 frascos de 1 l**
- **Batidora de vaso**
- **Bolsa de filtrado o 2 o 3 capas de estopilla**
- 1 vaso (250 ml) de copos de coco ricos en grasa y no edulcorados
- 4 vasos (1 l) de agua en ebullición (filtrada)
- 1 cucharadita (5 ml) de extracto de vainilla

1. Reparte los copos de coco en dos frascos y vierte agua hirviendo. Deja reposar durante 1 hora al menos, o hasta 4 horas, hasta que los copos estén blandos.
2. Vierte el contenido de un frasco en la batidora y mezcla a máxima potencia durante 2 minutos. Filtra el contenido en un frasco limpio utilizando la bolsa de filtrado o las capas de estopilla. Haz lo mismo con el contenido del otro frasco.
3. Reparte el extracto de vainilla entre los frascos, tápalos bien y agita para que se mezcle bien el contenido. Ya tienes la leche de coco. Sírvela inmediatamente o guárdala en la nevera; aguanta hasta 3 días.

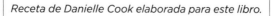

Receta de Danielle Cook elaborada para este libro.

Leche de almendras y vainilla

Receta para 8 vasos y medio aprox. (2.125 ml)

La leche de almendras es una deliciosa alternativa a las leches de origen animal. En la primera fase es importante evitar los espesantes añadidos. La mayor parte de las leches de almendras que están a la venta contienen ingredientes, como la goma guar, que pueden empeorar tus síntomas.

- **4 frascos de 1 l**
- **Batidora de vaso**
- **Bolsa de filtrado o 2 o 3 capas de estopilla**
- 1 vaso (250 ml) de almendras crudas
- 8 vasos (2 l) de agua (filtrada)
- 1 cucharadita (5 ml) de extracto de vainilla
- 6 gotas de extracto líquido de estevia

1. Reparte las almendras en dos frascos. Añade 2 vasos (500 ml) de agua a cada frasco. Deja reposar de 8 a 12 horas. Desecha el agua y enjuaga las almendras.
2. En la batidora, vierte la mitad de las almendras y 2 vasos (500 ml) de agua y mezcla a máxima potencia durante 2 minutos. Filtra el contenido en un frasco limpio utilizando la bolsa de filtrado o las capas de estopilla. Haz lo mismo con el resto de las almendras y del agua.
3. Añade ½ cucharadita (2 ml) de extracto de vainilla y 3 gotas de estevia a cada frasco; tápalos bien y agita para mezclar. Ya tienes la leche. Sírvela inmediatamente o guárdala en la nevera; aguanta hasta 3 días.

Receta de Danielle Cook elaborada para este libro.

Batido energizante 1

Receta para 1 ración

Empieza el día con energía con este batido antiinflamatorio y fácil de digerir. Si no tienes tiempo de cocinar por la mañana, o si no tienes mucho apetito, este es el desayuno perfecto para ti.

- **Batidora de vaso**
- 1 vaso (250 ml) de leche de almendras y vainilla o leche de coco (ver las recetas anteriores)
- 1 cucharada (15 ml) de mantequilla de coco
- 1 pepino pequeño de entre 7,5 y 10 cm de longitud, pelado y sin semillas
- ½ banana o plátano
- ½ vaso (125 ml) de arándanos o fresas frescos o congelados
- ¼ de vaso (60 ml) de proteína en polvo*
- ½ cucharadita (2 ml) de canela molida**
- Cubitos de hielo***

1. Pon todos los ingredientes en la batidora y mezcla hasta conseguir un batido uniforme.

Alternativa: puedes añadir hasta medio vaso (125 ml) de verduras cocidas para incrementar la alcalinidad. O puedes utilizar verduras licuadas en lugar de la totalidad o la mitad de la leche de almendras.

* Recomendamos utilizar polvo de colágeno hidrolizado procedente de animales que han sido alimentados con pasto o péptidos de colágeno.
** Elige la canela de Ceilán y no la *cassia*. Esta última contiene cantidades mucho más elevadas de un compuesto llamado cumarina, que en altas dosis puede contribuir a dañar el hígado. La canela de Ceilán solo contiene trazas de cumarina.

*** Añade entre 1 y 10 cubitos de hielo, en función de lo espeso que quieras que sea tu batido. Si es demasiado espeso, añádele agua, poco a poco, hasta lograr la consistencia deseada.

Receta de Danielle Cook elaborada para este libro.

Zumo de zanahoria y jengibre

Receta para 1 ración

Los zumos vegetales son una gran fuente concentrada de vitaminas, minerales y fitonutrientes. En ellos no está presente la mayor parte de la fibra, lo cual hace que sean fáciles de digerir. Un pequeño vaso de este potente zumo puede contribuir a reducir la inflamación y proporcionar a tus células los nutrientes que necesitan para incrementar en gran medida tu salud y tu bienestar.

* **Batidora de vaso**
* 2 zanahorias
* 1 trozo de 2,5 cm de raíz de jengibre
* 1 vaso (250 ml) de col china cortada en trozos grandes

1. Mezcla los ingredientes con la batidora. Bebe el zumo en un plazo de 30 minutos.

Receta de Danielle Cook elaborada para este libro.

Bombones proteicos antiinflamatorios

Receta para 20 bombones

Estos sabrosos bombones antiinflamatorios sacian y son curativos. Son muy apropiados para tenerlos a mano para tomar un desayuno rápido, un tentempié o un bocado cuando tengas un antojo de azúcar. En fases posteriores de la dieta puedes experimentar y añadir otros sabores, como extracto de menta, cacao en polvo sin edulcorantes o extracto de naranja.

- **Bandeja de silicona con 24 cavidades para minimagdalenas**
- **Cacerola mediana**
- 1 vaso (250 ml) de mantequilla de coco
- 2 cucharadas (30 ml) de aceite de coco virgen
- ⅔ de vaso (150 ml) de proteína en polvo*
- 10-20 gotas de extracto de estevia líquido
- 2 cucharaditas (10 ml) de canela molida**
- Una pizca de sal marina fina
- 1 cucharadita (5 ml) de extracto de vainilla

1. En la cacerola mediana, calienta la mantequilla y el aceite de coco a fuego lento hasta que se ablanden. Añade la proteína en polvo y 10 gotas de estevia y mezcla bien. Incorpora la canela, la sal y el extracto de vainilla y mezcla bien. Prueba la mezcla y añade más estevia, al gusto.

2. Vierte el contenido en 20 cavidades de la bandeja con moldes. Llena tres cuartas partes de los huecos, aproximadamente. Pon la bandeja en la nevera durante 30 minutos. Sirve inmediatamente o pon los bombones en un recipiente hermético y guárdalos en la nevera durante un máximo de 3 meses.

* Recomendamos utilizar polvo de colágeno hidrolizado procedente de animales que han sido alimentados con pasto o péptidos de colágeno.

** Elige la canela de Ceilán y no la *cassia*. Esta última contiene cantidades mucho más elevadas de un compuesto llamado cumarina, que en altas dosis puede contribuir a dañar el hígado. La canela de Ceilán solo contiene trazas de cumarina.

Receta de Danielle Cook elaborada para este libro.

El magnífico *ghee*

El *ghee* es un producto tradicional fundamental en la cocina india y se ha utilizado en el contexto de la medicina ayurvédica durante miles de años. Se elabora a partir de la mantequilla, pero durante un sencillo proceso de cocción se eliminan la caseína, el suero y la lactosa, lo que hace que solo quede la grasa. Esto incrementa la tolerancia en algunas personas que son sensibles a los productos lácteos.

El *ghee* es rico en ácido linoleico conjugado y varias vitaminas, incluidas la A, la E y la K_2, todas las cuales contribuyen a mejorar la salud. También es una gran fuente de ácido butírico, que ayuda a hacer la digestión, reduce la inflamación de la pared intestinal y apoya el sistema inmunitario.

Además, el *ghee* tiene un punto de humeo elevado; esto lo convierte en una grasa magnífica para cocinar, pues el calor no lo daña. Recomendamos consumir entre una y tres cucharadas (entre 15 y 45 ml) de *ghee* al día, sobre todo en las dos primeras fases de la estrategia dietética para la endometriosis.

Ghee básico

Receta para 1 vaso y medio aprox. (375 ml)

- Tamiz con 4 o 5 capas de estopilla
- Frasco de cristal
- Sartén mediana
- 500 ml de mantequilla sin sal

1. Corta la mantequilla en cinco trozos y ponla en la sartén mediana. Calienta a fuego medio hasta que se derrita. Pon el fuego al mínimo y ve removiéndola de forma lenta y constante, durante 25 minutos. La mantequilla se volverá esponjosa y burbujeará, y algunos fragmentos cuajados quedarán en el fondo de la sartén. Olerá a palomitas de maíz y se volverá dorada; asegúrate de que no llegue a ponerse marrón (aparta la sartén del fuego de vez en cuando para que se enfríe, si es necesario). La mezcla casi dejará de burbujear y luego volverá a formar espuma. Cuando ocurra esto, el *ghee* estará listo. Su color debe ser un amarillo claro, dorado.

2. Retira el *ghee* del fuego inmediatamente y deja que se enfríe durante 5 minutos. Mientras tanto, separa y desecha la capa espumosa superior.

3. Vierte el *ghee* lentamente a través del tamiz con estopilla en un recipiente de vidrio; desecha los sólidos. Guárdalo en la nevera durante un plazo máximo de 6 meses.

Ghee con ajo

Receta para 1 vaso y medio aprox. (375 ml)

Como en la receta anterior, también necesitas 500 ml de mantequilla sin sal. El procedimiento es el mismo que el del *ghee* básico. La única diferencia es que necesitarás, además, 5 dientes de ajo cortados en rodajas finas, los cuales deberás añadir al principio del proceso de cocción, tan pronto como la mantequilla se haya derretido.

Ghee antiinflamatorio

Receta para 1 vaso aprox. (250 ml)

- **Sartén alta pequeña**
- 1 vaso (250 ml) de *ghee* básico
- 2 cucharaditas (10 ml) de cúrcuma molida
- 2 cucharaditas (10 ml) de canela molida*
- 2 cucharaditas (10 ml) de jengibre molido

1. Mezcla los ingredientes en la sartén. Caliéntalos a fuego medio, removiendo constantemente, hasta que la mezcla empiece a chisporrotear. Sigue haciendo lo mismo durante 1 o 2 minutos, para que los distintos sabores queden bien integrados. Retira la sartén del fuego. Almacena el *ghee* antiinflamatorio durante un plazo máximo de 6 meses.

* Elige la canela de Ceilán y no la *cassia*. Esta última contiene cantidades mucho más elevadas de un compuesto llamado cumarina,

que en altas dosis puede contribuir a dañar el hígado. La canela de Ceilán solo contiene trazas de cumarina.

Recetas de Danielle Cook elaboradas para este libro.

Caldo de huesos con médula

Receta para 7 vasos (1,75 l)

Este superalimento tradicional se consume desde hace miles de años. Los caldos de hueso están llenos de nutrientes curativos. Algunos de sus beneficios conocidos son la mejora de la salud de las articulaciones, la cura del intestino permeable, el fortalecimiento del sistema inmunitario, la potenciación de la desintoxicación, la contribución a la reparación muscular y la mejora del tono, la textura y el aspecto de la piel. Los caldos de huesos son fáciles de preparar e indispensables para la mejora de tu salud.

- **Horno precalentado a 230 °C**
- **Bandeja para asar o bandeja de horno con borde**
- **Olla grande de cocción lenta (mínimo 5,6 l de capacidad)**
- **Tamiz de malla fina**
- **Frascos o molde de silicona para minimagdalenas**
- De 4 a 6 huesos de ternera con médula de entre 7,5 y 10 cm de longitud
- 14 vasos (3,5 l) de agua (filtrada)
- 6 dientes de ajo
- 1 cebolla picada
- 2 vasos (500 ml) de trozos de zanahoria cortada, de 1 cm de espesor
- 2 hojas de laurel
- 1-2 cucharadas (15-30 ml) de hojas de romero fresco
- 2 cucharadas (30 ml) de vinagre de sidra

1. Dispón los huesos en una sola capa en la bandeja. Ásalos durante 40 minutos en el horno precalentado. Dales la vuelta cuando lleven la mitad del tiempo en el horno.

2. Traslada los huesos a la olla de cocción lenta. Pon un poco del agua en la bandeja del horno, despega los pedacitos dorados adheridos al fondo y vierte el contenido en la olla. Añade el agua restante y, a continuación, el ajo, la cebolla, la zanahoria, las hojas de laurel, el romero y el vinagre. Tapa la olla y deja que el contenido se cueza a fuego lento durante 48 horas.

3. Deja enfriar el caldo durante 30 minutos; a continuación cuélalo a través del tamiz de malla fina y desecha los sólidos.

4. Guarda el caldo en frascos en la nevera durante un máximo de 3 días o viértelo en el molde para minimagdalenas, colocado sobre una bandeja de horno, y congélalo. Una vez congelado, trasládalo a un recipiente hermético y guárdalo en el congelador, donde puede permanecer durante un plazo máximo de 3 meses.*

* Las porciones de caldo congelado en el molde para minimagdalenas permiten tenerlo a mano para usarlo en sopas y otros platos; solo tienes que dejarlo caer congelado en el recipiente donde los estés preparando. Cada porción contiene unos 30 ml de caldo.

Receta de Danielle Cook elaborada para este libro.

Bacalao antiinflamatorio al horno

Receta para 4 raciones

Casi no cuesta nada preparar este plato antiinflamatorio con alto contenido en omega 3. Lleno de sabores y poder curativo, seguro que se convertirá en uno de los platos favoritos en tu casa.

- Horno precalentado a 200 °C
- Bandeja de horno de cristal de 33 x 23 cm
- 4 filetes de bacalao sin piel (de 125 g cada uno)
- ¼ de vaso (60 ml) de perejil fresco picado
- 2 cucharadas (30 ml) de *ghee* con ajo, fundido (ver la página 253)
- 2 cucharaditas (10 ml) de cúrcuma molida
- ½ cucharadita (2 ml) de sal marina fina
- ½ cucharadita (2 ml) de pimienta negra recién molida
- 2 zanahorias grandes, cortadas en rodajas de 1 cm
- 1 calabacín, cortado en rodajas de 2,5 cm
- 2 rodajas de limón

1. Coloca el bacalao en una sola capa en la bandeja de horno y espolvorea perejil por encima. En un tazón pequeño, mezcla el *ghee* y la cúrcuma, y salpica sobre el pescado. Espolvorea la sal y la pimienta por encima. Dispón las zanahorias y el calabacín alrededor del pescado.

2. Asa en el horno precalentado durante 20-25 minutos o hasta que el pescado esté hecho y se desmenuce fácilmente al pincharlo con un tenedor y las verduras estén blandas. Exprime el zumo de limón sobre el pescado.

Receta de Danielle Cook elaborada para este libro.

Chips de zanahoria

Receta para 2 raciones

Refuerza tu vista y tu sistema inmunitario con esta alternativa a las patatas fritas. ¡Solo lleva unos minutos preparar estas golosinas crujientes! Constituyen un magnífico acompañamiento para una hamburguesa o un rollo de pan relleno.

- **Horno precalentado a 180 °C**
- **Bandeja de horno con borde**
- 4 zanahorias grandes, cortadas en rodajas de 0,5 cm de espesor
- 2 cucharadas de aceite de coco virgen
- Sal marina fina

1. Dispón las zanahorias en una sola capa en la bandeja de horno. Échales por encima un chorrito de aceite de coco.
2. Pon la bandeja en el horno precalentado, durante 5 minutos.
3. Saca la bandeja del horno y mezcla las zanahorias con aceite de coco hasta que estén bien cubiertas. Espolvoréale sal.
4. Vuelve a meter las rodajas en el horno y hornéalas durante 7 minutos o hasta que estén blandas por dentro y crujientes por fuera.

> *Receta de Danielle Cook elaborada para este libro.*

Sopa vegetal

Receta para 2 raciones

Este es un magnífico plato secundario o principal, sobre todo si tienes problemas para digerir las comidas. Se puede decir que el hecho de batir las verduras las predigiere.

- **Cesta vaporera**
- **Batidora de vaso**
- 2 cebollas verdes (solo la parte verde)
- 1 zanahoria, cortada en rodajas de 2,5 cm
- 1 vaso (250 ml) de colinabo cortado a dados de 2,5 cm
- ½ vaso (125 ml) de ramilletes de brócoli
- ½ vaso (125 ml) de calabacín cortado en rodajas de 5 cm
- 1 pepino pequeño de entre 7,5 y 10 cm de longitud, pelado y sin las semillas
- ¼ de vaso (60 ml) de proteína en polvo*

1. En una cesta vaporera, colocada sobre agua hirviendo, cuece las cebollas verdes, la zanahoria y el colinabo durante 10 minutos. Añade el brócoli y el calabacín; deja que prosiga la cocción al vapor durante 5-10 minutos o hasta que las verduras estén muy tiernas.
2. Traslada todas las verduras al vapor a la batidora y añade el pepino. Bate a máxima potencia durante 1 minuto. Añade la proteína en polvo y vuelve a mezclar a máxima potencia durante 1 o 2 minutos o hasta obtener una sopa suave y cremosa.**

* Recomendamos utilizar polvo de colágeno hidrolizado procedente de animales que han sido alimentados con pasto o péptidos de colágeno, que son fáciles de digerir.

** Es mejor servir caliente esta sopa. Si es necesario, después del segundo paso ponla en una pequeña cacerola y caliéntala a fuego medio hasta que empiece a humear.

Receta de Danielle Cook elaborada para este libro.

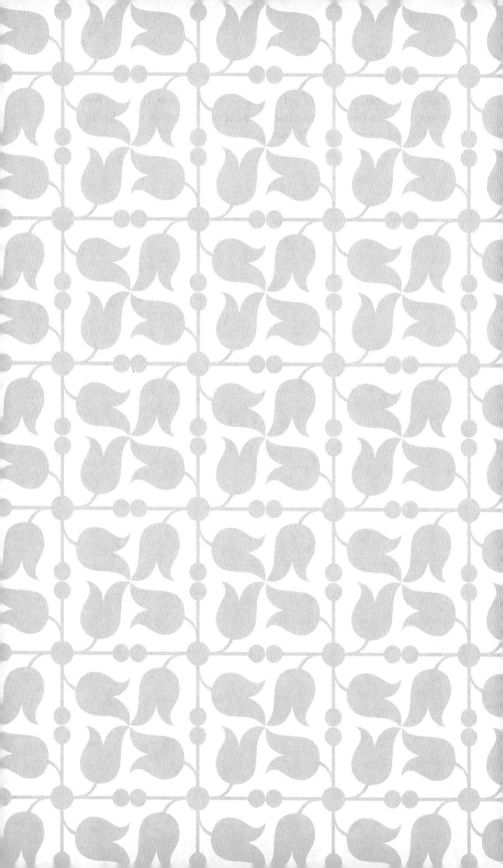

Capítulo 13

Fase 2: reequilibrio

Mantente en esta segunda fase durante un período de uno a dos meses. Está concebida para fortalecer tu ejército de bacterias beneficiosas y para que empieces a reintroducir alimentos poco a poco, con el fin de que cuentes con más opciones alimentarias.

Recomendaciones dietéticas

Estas son nuestras recomendaciones alimentarias para que puedas alcanzar los objetivos de esta fase:

1. Empieza a añadir, poco a poco, alimentos probióticos y prebióticos en tu dieta diaria, para estimular la proliferación de bacterias beneficiosas en el intestino.

2. Reintroduce estratégicamente los alimentos habitualmente problemáticos (consulta el punto 3 de las «Recomendaciones dietéticas» de la primera fase) para

descubrir si tienes alguna intolerancia alimentaria, pero sigue evitando el gluten. Reintroduce un alimento de este tipo dos veces en el mismo día y luego evítalo de nuevo durante dos días. Si no experimentas ningún síntoma (consulta, a continuación, el recuadro «Síntomas a los que prestar atención»), puedes volver a comer ese alimento. Si tienes alguna reacción negativa al alimento que es objeto de evaluación, prescinde de él durante tres meses más; luego prueba a reintroducirlo nuevamente de la misma manera.

3. Sigue preparando comidas concebidas para equilibrar el azúcar en sangre y reducir la inflamación.

4. Continúa consumiendo alimentos que estimulen los procesos naturales de desintoxicación del organismo, alimentos y especias ricos en antioxidantes y alimentos y especias que se sabe que reducen la inflamación.

5. Incorpora más alimentos crudos en tu dieta a medida que tu digestión se fortalezca.

6. Sigue comprando alimentos orgánicos, no modificados genéticamente.

Síntomas a los que prestar atención

- Alteraciones gastrointestinales o cambios en los hábitos de defecación
- Cambios en la piel
- Erupciones
- Dolores de cabeza
- Hormigueo en la lengua o los labios
- Congestión
- Cambios en el sueño o la ansiedad
- Empeoramiento del dolor en las articulaciones o los músculos

Alimentos permitidos en la fase 2

Reintroduce los alimentos que están resaltados en negrita en la lista. Continúa limitando el consumo de fruta a una o dos raciones diarias. Cuando se indican cantidades en los alimentos de la lista, limita el tamaño de tu ración a esa cantidad en cada comida en que los consumas.

CATEGORÍA	ALIMENTOS PARA LA FASE 2
Verduras (crudas o cocidas)	<ul><li>Acelgas</li><li>Ajo (1 diente)</li><li>Apio (en jugo o filtrado del caldo solamente)</li><li>**Berenjena**</li><li>Berros</li><li>Brócoli (½ vaso/125 ml troceado)</li><li>Brotes de bambú</li><li>Bulbo de hinojo (en jugo o colado solamente)</li><li>Calabacín (¾ de vaso/175 ml troceado)</li><li>Calabaza (2,5 vasos/625 ml troceada)</li><li>Calabaza amarilla (¾ de vaso/175 ml troceada)</li><li>Calabaza bellota (¼ de vaso/60 ml troceada)</li><li>Calabaza cacahuete (¼ de vaso/60 ml troceada)</li><li>Calabaza espagueti (¾ de vaso/175 ml de filamentos)</li><li>Calabaza kabocha (¼ de vaso/60 ml troceada)</li><li>Cebolla (1 cucharada/15 ml troceada)</li><li>Cebolletas (solo la parte verde)</li><li>Cebollinos</li><li>Chirivías</li><li>Col</li><li>Col china (1 vaso/250 ml troceada)</li><li>Col rizada</li><li>Coles de Bruselas (3 medianas)</li><li>Coliflor (½ vaso/125 ml troceada)</li><li>Colinabo</li><li>Endibia</li><li>Espárragos</li><li>Espinacas</li></ul>

CATEGORÍA	ALIMENTOS PARA LA FASE 2
Verduras (crudas o cocidas)	• Pepino (pelado) • **Pimientos (campana y alargados)** • Rábanos • *Radicchio* (12 hojas) • Raíz de apio (¼ de vaso/60 ml troceada) • Remolacha (¼ de vaso/60 ml) • Repollo (½ vaso/125 ml triturado) • Rúcula • **Tomate** • Zanahorias
Frutas y frutos (frescos o congelados)	• Aceitunas (en salmuera) • Arándanos (1 vaso/250 ml) • Banana o plátano (½ de tamaño mediano) • Coco • Frambuesas (15) • Fresas (1 vaso/250 ml enteras) • Granada (½ de tamaño mediano) • Guayaba (½ vaso/125 ml troceada) • Higo chumbo (1 de tamaño mediano) • Kiwi (1 de tamaño mediano) • Lima • Limón • Mantequilla de coco (2 cucharadas/30 ml) • Melón cantalupo (½ vaso/125 ml troceado) • Melón rocío de miel (½ vaso/125 ml troceado) • **Otros cítricos** (½ de tamaño mediano) • Papaya (½ vaso/125 ml) • Piña (½ vaso/125 ml) • Ruibarbo (1 vaso/250 ml troceado) • Uvas (10)
Legumbres	• Lentejas (½ vaso/125 ml cocidas; pon en remojo las lentejas secas durante 8 horas, enjuágalas y cuécelas, o cocina las lentejas germinadas)
Cereales	• Cereales sin gluten (amaranto, alforfón, mijo, quinoa, arroz, tef); poner en remojo durante 8 horas, enjuagar y cocer • Cereales sin gluten germinados

CATEGORÍA	ALIMENTOS PARA LA FASE 2
Frutos secos y semillas	• Almendras (10) • Anacardos (5) • Avellanas (10) • **Cacahuetes** (30) • Harina de almendras (2 cucharadas/30 ml) • **Mantequilla de cacahuete** (2 cucharadas/30 ml) • Nueces (10) • Pacanas (10) • Semillas de calabaza (2 cucharadas/30 ml) • Semillas de lino molidas (2 cucharaditas/10 ml) • Semillas de sésamo (2 cucharadas/30 ml)
Productos lácteos	• **Quesos añejos** (elaborados con leche de cabra y de vaca) • **Yogur** (casero, fermentado 24 horas)
Carnes	• Aves de corral • Cabra • Caza (búfalo, venado, codorniz, conejo) • Cerdo • Cordero • **Huevos** • Mariscos • Pescado • Vacuno • Vísceras
Grasas	• Aceite de coco (válido para cocinar) • Aceite de linaza (usar frío solamente) • Aceite de oliva (usar frío solamente) • Aceite de TCM puro (válido para cocinar; consulta el recuadro pág. 245) • *Ghee* (válido para cocinar) • Grasa de pato (válido para cocinar)
Edulcorantes	• Estevia (extracto líquido) • Melaza (1 cucharada/15 ml) • Miel (1 cucharada/15 ml)
Hierbas y especias	• Todas las especias • Todas las hierbas (nuestras favoritas: romero, tomillo, salvia, orégano, albahaca)

CATEGORÍA	ALIMENTOS PARA LA FASE 2
Saborizantes	• Chocolate y cacao en polvo sin azúcar • Mostaza • Salsa picante • *Tamari* (o salsa de soja sin gluten) • Vinagre blanco • Vinagre de sidra • Vinagre de vino • *Wasabi*
Líquidos	• Agua (filtrada, sin gas o con gas) • Caldo (hecho con huesos con médula o cartílagos) • Infusión de hierbas • Leche de almendras • Leche de coco (sin espesantes añadidos)
Alcohol (con moderación)	• *Bourbon* • Ginebra • Güisqui • Güisqui escocés • Vino (no vinos dulces o de postre, ni los espumosos) • Vodka

Recetas

Yogur de leche de vaca o de cabra

Receta para 4 raciones

La mayor parte de los yogures que se venden han sido fermentados durante 12 horas solamente. Al fermentar durante 24 horas tu yogur hecho en casa, incrementarás en gran medida la cantidad de bacterias beneficiosas. Tómalo como un desayuno sanador o como refrigerio. Si tienes intolerancia a la leche de vaca, elabora el yogur con leche de cabra; la receta es la misma.

- Cazo
- Termómetro de lectura instantánea
- 1 frasco de un litro (o más de un frasco, en función de tu yogurtera)
- Yogurtera (opcional)*
- 2 vasos (500 ml) de leche de vaca o de cabra (preferiblemente cruda)
- 2 cápsulas de probióticos de amplio espectro
- 1-2 cucharaditas (5-10 ml) de miel líquida (opcional)
- ½ cucharadita (2 ml) de extracto de vainilla

1. En el cazo, lleva la leche al punto de ebullición a fuego medio y deja que hierva durante 10-15 segundos. Retírala del fuego y deja que se enfríe hasta los 44 °C.

2. Vierte ½ vaso (125 ml) de la leche enfriada en un cuenco. Vacía las cápsulas de probióticos en la leche, desecha las cápsulas y bate para mezclar. Añade la leche restante, después miel al gusto (opcional) y el extracto de vainilla.

3. Vierte el contenido en el frasco (o los frascos), ciérralos herméticamente y deja que la mezcla fermente durante 24 horas en la yogurtera, siguiendo las instrucciones del fabricante.

4. Guarda el yogur en la nevera, herméticamente cerrado, durante un plazo máximo de 1 mes.

* Si no tienes una yogurtera, puedes envolver el frasco herméticamente cerrado con una toalla y colocarlo en una olla de cocción lenta con el fuego al mínimo. Coloca otra toalla sobre la olla.

Receta de Danielle Cook elaborada para este libro.

Batido energizante 2

Receta para 1 ración

Empieza el día con energía con este batido sanador y fácil de preparar. Las semillas de lino molidas contribuyen a regular los niveles de estrógenos y constituyen un aporte de fibra y grasas saludables.

- **Batidora de vaso**
- 1 vaso (250 ml) de leche de coco (ver la receta en la fase 1)
- ½ banana o plátano
- ½ vaso (125 ml) de arándanos frescos o congelados
- 2 cucharadas (30 ml) de proteína en polvo*
- 2 cucharaditas (10 ml) de semillas de lino molidas**
- 1-2 hojas de col rizada, sin el tallo
- Cubitos de hielo***

1. Pon todos los ingredientes en la batidora y mezcla hasta conseguir un batido uniforme.

Alternativas: puedes sustituir el plátano o la banana por el equivalente de otra fruta si lo prefieres. También puedes añadir más verduras para incrementar la alcalinidad.

* Recomendamos utilizar polvo de colágeno hidrolizado procedente de animales que han sido alimentados con pasto o péptidos de colágeno.
** Para una digestión más fácil, deja en remojo las semillas de lino durante una noche en agua filtrada antes de añadirlas a la batidora.
*** Añade entre 1 y 10 cubitos de hielo, en función de lo espeso que quieras que sea tu batido. Si es demasiado espeso, añádele agua, poco a poco, hasta lograr la consistencia deseada.

Receta de Danielle Cook elaborada para este libro.

Almendras saladas con tomillo

Receta para unos 2 vasos (500 ml)

Un tentempié delicioso que es, además, una fuente excelente de vitamina E, la cual tiene un interesante poder antioxidante. Puesto que numerosos estudios confirman que tomar esta vitamina como suplemento presenta pocos beneficios y puede ser perjudicial en algunas circunstancias, tiene muchísimo sentido obtener este nutriente de los alimentos. Siéntete libre de saborear realmente cada bocado.

- **Olla de cocción lenta de gres, de pequeño tamaño (capacidad máxima: 3,5 l)**
- 2 vasos (500 ml) de almendras sin tostar
- ½ cucharadita (2 ml) de pimienta blanca recién molida
- 1 cucharada (15 ml) de sal marina fina, o al gusto*
- 2 cucharadas (30 ml) de aceite de oliva virgen extra
- 2 cucharadas (30 ml) de hojas de tomillo frescas

1. Mezcla las almendras y la pimienta blanca dentro de la olla. Tápala y tuéstalas a temperatura alta durante 1 hora y media, removiendo cada 30 minutos, hasta que las almendras estén bien tostadas.
2. En un tazón, mezcla la sal, el aceite de oliva y el tomillo. Añade este contenido a las almendras calientes que están en la olla y remueve exhaustivamente para que todo quede bien mezclado. Vierte la mezcla en un tazón pequeño. Este refrigerio se puede tomar caliente o puede dejarse enfriar.

* La sal marina se puede encontrar en la mayoría de los supermercados. Es mucho más dulce que la sal de mesa y es esencial para

esta receta, ya que la sal de mesa aportaría un desagradable sabor acre a las almendras.

Fuente: Judith Finlayson. The Healthy Slow Cooker. Segunda edición.

Muesli sin cereales

Receta para 2 vasos y medio aprox. (625 ml)

Puesto que este *muesli* no tiene cereales, es una magnífica alternativa desprovista de gluten al *muesli* que se vende en las tiendas. Además, tiene un alto contenido en proteínas. Combina a la perfección con la leche de almendras y vainilla (ver la receta en el capítulo anterior) o con el yogur, o puede tomarse solo, como un tentempié crujiente.

* **Cacerola pequeña**
* **Horno precalentado a 150 °C**
* **Bandeja de horno, con el interior ligeramente untado de aceite**
* 1 vaso (250 ml) de almendras crudas picadas
* ½ vaso (125 ml) de anacardos crudos picados
* ½ vaso (125 ml) de semillas de calabaza verde
* ½ vaso (125 ml) de copos de coco no edulcorados
* ¼ de vaso (60 ml) de miel líquida
* ¼ de vaso (60 ml) de aceite de coco virgen
* 2 cucharaditas de canela molida*
* ½ cucharadita (2 ml) de sal marina fina
* ½ cucharadita (2 ml) de extracto de vainilla sin gluten

1. En un tazón grande, mezcla las almendras, los anacardos, las semillas de calabaza y los copos de coco.**

2. En la cacerola, calienta la miel y el aceite de coco a fuego medio. Añade la canela, la sal y el extracto de vainilla. Llévalo a ebullición.

3. Vierte poco a poco la mezcla de miel sobre la mezcla de frutos secos y semillas, removiendo hasta que esté todo bien mezclado. Extiéndelo en una capa delgada sobre la bandeja de horno preparada.

4. Asa en el horno precalentado durante 25 minutos, removiendo cada 5 o 10 minutos para evitar que la mezcla se queme, hasta que adquiera un color dorado. Deja que se enfríe por completo sobre una rejilla. A medida que se enfríe, se endurecerá. Una vez que esté fría, rómpela en pequeños trozos. Guarda el *muesli* obtenido en un recipiente hermético a temperatura ambiente durante un máximo de 2 semanas.

---

* Elige la canela de Ceilán y no la *cassia*. Esta última contiene cantidades mucho más elevadas de un compuesto llamado cumarina, que en altas dosis puede contribuir a dañar el hígado. La canela de Ceilán solo contiene trazas de cumarina.

** Para facilitar la digestión, pon en remojo y seca los frutos secos y las semillas antes de proceder con el paso 1. Ponlos en un recipiente y añádeles suficiente agua potable purificada para que los cubra unos 5 cm. Tapa el recipiente y deja reposar a temperatura ambiente de 12 a 24 horas. Descarta el agua y pon los frutos secos y semillas en una bandeja de horno, formando una sola capa. Deja que se sequen en el horno a 70 °C de 12 a 24 horas.

Fuente: Dr. Nikolas R. Hedberg y Danielle Cook.
The Complete Thyroid Health & Diet Guide.

Salmón a la parrilla con pesto de limón y orégano

Receta para 4 raciones

La sencilla salsa pesto de esta receta mantiene el salmón extrajugoso y aporta frescor. El orégano y el ajo ayudan a equilibrar la flora intestinal y le dan un sabor fantástico al salmón.

- **Parrilla de barbacoa engrasada y precalentada a temperatura media**
- **Minibatidora de vaso**
- **Plato de vidrio para horno**
- 1 diente de ajo picado
- ½ vaso (125 ml) de ramitas frescas de perejil ligeramente compactadas
- 2 cucharadas (30 ml) de orégano fresco ligeramente compactado (o 2 cucharaditas [10 ml] de orégano seco)
- 2 cucharaditas (10 ml) de ralladura de limón
- 2 cucharadas (30 ml) de zumo de limón recién exprimido
- 4 cucharaditas (20 ml) de aceite de oliva
- ¼ de cucharadita (1 ml) de pimienta negra recién molida
- 4 filetes de salmón sin piel (de 125 g cada uno)

1. Mezcla en la minibatidora el ajo, el perejil, el orégano, la ralladura y el zumo de limón, el aceite y la pimienta, hasta lograr una mezcla muy suave.*
2. Seca el salmón con toallitas de papel. Colócalo en el plato para horno y cúbrelo con la salsa pesto. Marínalo a temperatura ambiente durante 15 minutos o tápalo y ponlo en la nevera durante 1 hora.
3. Coloca el salmón en la parrilla precalentada** y ásalo de 5 a 7 minutos por lado (dependiendo del grosor) o hasta que esté hecho y se desmenuce fácilmente con un tenedor.

* Puedes multiplicar por dos la cantidad de ingredientes indicados para el pesto, de manera que obtendrás el doble de salsa. Utiliza la mitad para marinar el pescado y pon la otra mitad en la nevera para usarla como aderezo rápido cuando vayas a asar pollo, cerdo o cordero. El pesto puede guardarse en la nevera, dentro de un recipiente hermético, durante un máximo de 2 días.
** Recuerda el consejo relativo a cocinar en barbacoa que se expone justo antes del capítulo doce.

Fuente: Johanna Burkhard y Barbara Allan.
The Diabetes Prevention & Management Cookbook.

Bistec a la parrilla con rúcula y parmesano

Receta para 4 raciones

Seguro que este plato será un éxito en tu próxima barbacoa. La rúcula es un magnífico complemento picante al bistec asado y es una buena fuente de vitaminas C, A y K, bioflavonoides, hierro y potasio.

* **Parrilla de barbacoa engrasada y precalentada a temperatura media**
* Bistec de ternera sin hueso (375 g)
* Aceite antiadherente en espray para cocinar
* ½ cucharadita (2 ml) de sal marina fina
* ½ cucharadita (2 ml) de pimienta negra recién molida
* 1 cucharada (15 ml) de aceite de oliva extra
* 1 cucharadita (5 ml) de zumo de limón recién exprimido
* 1 cucharadita (5 ml) de vinagre balsámico
* 4 vasos (1 l) de rúcula compactada
* ¼ de vaso (60 ml) de pequeñas laminitas de queso parmesano

1. Seca el bistec con toallitas de papel. Rocíalo ligeramente con el aceite antiadherente y espolvorea por encima la mitad de la sal y la mitad de la pimienta.
2. Ponlo a asar en la parrilla de la barbacoa precalentada,* durante 5 o 6 minutos cada lado para que se conserve jugoso, dándole la vuelta una sola vez, o hasta el punto de cocción deseado. A continuación, ponlo sobre una tabla de cortar y déjalo reposar durante 5 minutos.
3. Mientras tanto, en un tazón pequeño, mezcla el aceite, el zumo de limón, el vinagre y la sal y pimienta restantes.
4. Reparte la rúcula entre cuatro platos. Corta la carne en láminas finas y disponla encima de la rúcula. Añádele el aderezo por encima y esparce el queso.

* Recuerda el consejo relativo a cocinar en barbacoa que se expone justo antes del capítulo doce.

Fuente: Camilla V. Saulsbury. 5 Easy Steps to Healthy Cooking.

Chirivías glaseadas con romero y limón

Receta para 6 raciones

La chirivía es un sabroso tubérculo rico en fibra. Aderezado con romero, coco y limón, seguro que se convertirá en uno de los platos preferidos en tu hogar.

- **Sartén grande**
- 1 vaso (250 ml) de agua de coco o agua
- 2 cucharadas (30 ml) de aceite de coco extra
- 1 cucharada y media (22 ml) de azúcar de coco o néctar de coco

- ½ cucharadita (2 ml) de sal marina fina
- 625 g de chirivías (unas 8 de tamaño mediano) cortadas en rodajas de 0,5 cm de espesor
- 1 cucharadita y media (7 ml) de hojas de romero frescas picadas*
- 1 cucharadita (5 ml) de zumo de limón recién exprimido

1. En la sartén, mezcla el agua de coco, el aceite de coco, el néctar de coco y la sal. Lleva la mezcla a ebullición a fuego medioalto, removiendo de vez en cuando. Añade las chirivías, baja el fuego a intensidad media, tapa la sartén y deja hervir suavemente de 10 a 12 minutos o hasta que las chirivías estén tiernas. Traslada las chirivías a un plato usando una espumadera.

2. Añade el romero a la sartén, sube el fuego a medio-alto y vuelve a llevar a ebullición el líquido de cocción. Deja que hierva, removiéndolo de vez en cuando, hasta que se reduzca a un glaseado de unas 2 cucharadas (30 ml). Vuelve a poner las chirivías en la sartén, baja el fuego y guisa a fuego lento, removiendo, hasta que se calienten y queden cubiertas por el glaseado. Añade el zumo de limón.

Alternativa: sustituye las chirivías por zanahorias, o usa ambas.

* El romero puede reemplazarse por 1 cucharada (15 ml) de hierbas picadas de hoja tierna, como el cilantro, la menta, la albahaca o el perejil.

Fuente: Camilla V. Saulsbury. Complete Coconut Cookbook.

Ensalada de rábanos y pepino

Receta para 4 raciones

El rábano y el pepino tienen un potente efecto desintoxicante. También saben muy bien juntos, combinados con el limón, el estragón y el cebollino en este plato.

- 2 cucharaditas (10 ml) de estragón fresco picado*
- ¼ de cucharadita (1 ml) de sal marina fina
- 2 cucharadas (30 ml) de aceite de coco virgen en estado líquido
- 1 cucharada (15 ml) de zumo de limón recién exprimido
- 1 pepino grande pelado y cortado en rodajas, sin semillas**
- 1 vaso (250 ml) de rábanos rojos cortados en rodajas finas (transversalmente)
- 3 cucharadas (45 ml) de cebollinos frescos troceados***

1. En un tazón pequeño, bate el estragón, la sal, el aceite de coco y el zumo de limón.
2. En un tazón grande, mezcla el pepino, los rábanos y los cebollinos. Añade el aderezo y mezcla suavemente para que queden bien impregnados.

* El estragón fresco puede sustituirse por 1 cucharadita (5 ml) de estragón seco.
** Pela el pepino, córtalo por la mitad a lo largo y quita las semillas con una cuchara antes de cortarlo a rodajas.
*** En lugar de los cebollinos puede usarse la misma cantidad de cebollas picadas.

Fuente: Camilla V. Saulsbury. Complete Coconut Cookbook.

Humus de calabacín y ajo

Receta para 4 raciones

Dile adiós al aburrido humus de garbanzos y dale la bienvenida a esta deliciosa alternativa baja en carbohidratos, que es, además, una buena fuente de calcio.

- **Batidora de vaso**
- 1 calabacín grande cortado a trozos
- 1 diente de ajo pelado
- ¼ de vaso (60 ml) de *tahini*
- 2 cucharadas (30 ml) de zumo de limón recién exprimido
- 1 cucharada (15 ml) de aceite de oliva extra
- ½ cucharadita (2 ml) de sal marina fina

1. Mezcla todos los ingredientes en la batidora, hasta lograr una textura uniforme.*

* Este humus puede conservarse hasta 3 días en la nevera, dentro de un frasco herméticamente cerrado.

Receta de Danielle Cook elaborada para este libro.

Tomates rellenos de lentejas

Receta para 4 raciones

Este plato es fantástico para mejorar tu salud intestinal y dar placer a tus papilas gustativas. Puede servirse como guarnición, o se puede incrementar la proporción de los ingredientes y disponer de una comida completa.

- **Horno precalentado a 200 °C**
- **Molde para 6 o 12 magdalenas**
- 4 tomates consistentes
- ¼ de vaso (60 ml) de apio picado
- 1 cucharada (15 ml) de cebolla picada
- 1 cucharada (15 ml) de pimiento verde de campana picado
- ½ cucharadita (2 ml) de curri en polvo
- 1 vaso (250 ml) de lentejas marrones en lata, escurridas y enjuagadas*
- 1 cucharada (15 ml) de queso parmesano recién rallado

1. Quítales el corazón a los tomates y corta una pequeña rebanada de la parte superior de cada uno. Echa la pulpa y el jugo en una sartén y aplasta la pulpa. Coloca los tomates bocabajo sobre papel de cocina para que se acaben de vaciar.

2. Añade el apio, la cebolla, el pimiento verde y el curri en polvo a la pulpa y el jugo del tomate. Guisa, removiendo, a fuego medio durante unos 5 minutos o hasta que las verduras estén tiernas. Añade las lentejas y guisa, removiendo, hasta que la mezcla se vuelva espesa.

3. Vierte la mezcla de lentejas en el hueco que ha quedado en los tomates. Espolvorea el queso parmesano por encima. Coloca los tomates rellenos en las cavidades del molde para magdalenas y pon este en una bandeja de horno.

4. Asa los tomates rellenos en el horno precalentado durante 10 minutos o hasta que estén bien calientes.

* Para facilitar la digestión, utiliza medio vaso (125 ml) de lentejas marrones secas; déjalas en remojo durante la noche, enjuágalas y después cuécelas antes de añadirlas en el paso 2.

Fuente: Sharon Zeiler, ed. 250 Essential Diabetes Recipes.

Capítulo 14

Fase 3: reconstrucción

L a tercera fase es la de mantenimiento. En ella deben abundar los alimentos prebióticos y probióticos, para fomentar la proliferación de bacterias beneficiosas. Además, las recomendaciones dietéticas están concebidas para mitigar los síntomas y ayudar al cuerpo a proseguir con el proceso de curación.

Recomendaciones dietéticas

Aquí están nuestras recomendaciones alimentarias para ayudarte a alcanzar los objetivos correspondientes a esta fase:

1. Sigue añadiendo alimentos probióticos y prebióticos a tu dieta diaria, para incrementar y alimentar las bacterias beneficiosas del intestino.
2. Continúa probando a reintroducir alimentos habitualmente problemáticos dejando transcurrir períodos de

tiempo de entre tres y seis meses, para incrementar tus opciones.

3. Sigue preparando comidas concebidas para equilibrar el azúcar en sangre y reducir la inflamación.

4. Sigue consumiendo alimentos que fomenten los procesos naturales de desintoxicación del cuerpo, alimentos y especias ricos en antioxidantes y alimentos y especias que reducen la inflamación.

5. Continúa comprando alimentos orgánicos, no modificados genéticamente.

Alimentos permitidos en la fase 3

Reintroduce los alimentos que están resaltados en negrita en la lista. Continúa limitando el consumo de fruta a una o dos raciones diarias. Cuando se indican cantidades en los alimentos de la lista, limita el tamaño de tu ración a esa cantidad en cada comida en que los consumas.

CATEGORÍA	ALIMENTOS PARA LA FASE 3
Verduras (crudas o cocidas)	• Acelgas • Aguacate • Ajo • Alcachofa • Algas marinas • Apio • Batata • Berros • Brócoli • Brotes de bambú • Bulbo de hinojo • Calabacín • Calabaza

CATEGORÍA	ALIMENTOS PARA LA FASE 3
Verduras (crudas o cocidas)	• Calabaza amarilla • Calabaza bellota • Calabaza espagueti • Calabaza kabocha • Castañas de agua • Cebolla • Cebolleta • Cebollino • Chirivía • Col • Col china • Col rizada • Coles de Bruselas • Coliflor • Colinabo • Endibia • Espárragos • Espinacas • Jícama • Nabo • Ñame • Okra • Patata • Pepino • Pimiento (de campana, chile) • Rábanos • *Radicchio* • Raíz de apio • Remolacha • Repollo • Rúcula • Setas • Taro • Tomate • Yuca • Zanahorias

CATEGORÍA	ALIMENTOS PARA LA FASE 3
Frutas y frutos (frescos o congelados)	• Aceitunas (en salmuera) • Albaricoques (2) • Arándanos (1 vaso / 250 ml) • Arándanos agrios (2 cucharadas/30 ml) • Banana o plátano (½ de tamaño mediano) • Caqui (1 de tamaño mediano) • Cerezas (6) • Ciruela (1 de tamaño mediano) • Coco • Frambuesas (1 vaso/250 ml) • Fresas (1 vaso/250 ml enteras) • Granada (½ de tamaño mediano) • Guayaba (½ vaso/125 ml troceada) • Higo chumbo (1 de tamaño mediano) • Kiwi (1 de tamaño mediano) • Lima • Limón • Mantequilla de coco (¼ de vaso/60 ml) • Manzana (1 pequeña) • Melocotón (1 de tamaño mediano) • Melón cantalupo (½ vaso/125 ml troceado) • Melón rocío de miel (½ vaso/125 ml troceado) • Moras (½ vaso/125 ml) • Otros cítricos (½ de tamaño mediano) • Papaya (½ vaso/125 ml troceada) • Pera (1 de tamaño mediano) • Piña (½ vaso/125 ml troceada) • Ruibarbo (1 vaso/250 ml troceado) • Sandía (½ vaso/125 ml troceada) • Uvas (10)
Legumbres	• Alubias rojas (½ vaso/125 ml cocidas) • **Edamame** (½ vaso/125 ml cocido) • Frijoles blancos italianos (*cannellini*) (½ vaso/125 ml cocidos) • Frijoles lima (½ vaso/125 ml cocidos) • Frijoles negros (½ vaso/125 ml cocidos) • Frijoles pintos (½ vaso/125 ml cocidos) • Garbanzos (½ vaso/125 ml cocidos) • Guisantes partidos (½ vaso/125 ml cocidos) • Habas (½ vaso/125 ml cocidas) • Judías blancas (½ vaso/125 ml cocidas) • Judías verdes (½ vaso/125 ml cocidas) • Lentejas (½ vaso/125 ml cocidas) • Tofu (125 g)

CATEGORÍA	ALIMENTOS PARA LA FASE 3
Cereales y almidones	• Almidón de arrurruz • Almidón de patata • Almidón de tapioca • Granos germinados sin gluten • Cereales sin gluten (amaranto, alforfón, mijo, quinoa, arroz, tef), en remojo durante 8 horas, enjuagados y cocidos • Harina de arroz • Maicena • **Maíz**
Frutos secos y semillas	• Almendras (¼ de vaso/60 ml) • Anacardos (5) • Avellanas (10) • Cacahuetes (20) • Harina de almendras (¼ de vaso/60 ml) • Mantequilla de almendras (2 cucharadas/30 ml) • Mantequilla de cacahuete (2 cucharadas/30 ml) • Nueces (10) • Pacanas (10) • Piñones (1 cucharada/15 ml) • Pistachos (10) • Semillas de calabaza (2 cucharadas/30 ml) • Semillas de chía (2 cucharadas/30 ml) • Semillas de girasol (2 cucharadas/30 ml) • Semillas de lino molidas (3 cucharadas/45 ml) • Semillas de sésamo (2 cucharadas/30 ml)
Productos lácteos	• Crema agria • Kéfir • Leche (de vaca y de cabra) • Quesos añejos (todos) • Yogur (casero, fermentado durante 24 horas)
Carnes y pescados	• Aves de corral • Cabra • Caza (búfalo, venado, codorniz, conejo) • Cerdo • Cordero • Huevos • Marisco • Pescado • Vacuno • Vísceras

CATEGORÍA	ALIMENTOS PARA LA FASE 3
Grasas	• Aceite de coco (válido para cocinar) • Aceite de linaza (usar frío solamente) • Aceite de oliva (usar frío solamente) • Aceite de TCM puro (válido para cocinar; consulta el recuadro de la página 245) • Ghee (válido para cocinar) • Grasa de pato (válido para cocinar)
Edulcorantes	• Azúcar de coco (1 cucharada/15 ml) • Estevia (extracto líquido) • Jarabe de arce (1 cucharada/15 ml) • Melaza (1 cucharada/15 ml) • Miel (1 cucharada/15 ml) • Xilitol (1 cucharada/15 ml)
Hierbas y especias	• Todas las especias • Todas las hierbas (nuestras favoritas: romero, tomillo, salvia, orégano, albahaca)
Saborizantes	• Chocolate/cacao (sin azúcar) • Gomas/espesantes • Mostaza • Polvo de asafétida • Salsa picante • Tamari (o salsa de soja sin gluten) • Vinagre balsámico • Vinagre blanco • Vinagre de sidra • Vinagre de vino • Wasabi
Líquidos	• Agua (filtrada, sin gas o con gas) • Café • Caldo • Infusiones de hierbas • Leche de almendras • Leche de cáñamo • Leche de coco (válida como espesante) • Tés

CATEGORÍA	ALIMENTOS PARA LA FASE 3
Alcohol (con moderación)	• *Bourbon* • Brandi • Cerveza (sin gluten) • Ginebra • Güisqui • Güisqui escocés • Jerez • Ron • Sidra • Tequila • Vino • Vodka (de patata)

Recetas

Kéfir con leche de cabra

Receta para 4 vasos (1 l)

A diferencia de la mayor parte de los suplementos probióticos, que solo contienen unas pocas cepas distintas de bacterias beneficiosas, el kéfir de leche de cabra contiene unas cincuenta cepas diferentes. El hecho de tener varias cepas de bacterias distintas habitando en el intestino se correlaciona en gran medida con un estado saludable, de manera que un poco de kéfir al día puede ayudarte a efectuar menos visitas al médico. Cuando empieces a tomar este alimento, consume solo un poco cada día. Recomendamos empezar con 1 cucharada (15 ml) diaria y aumentar la cantidad progresivamente, hasta llegar a medio vaso (125 ml). ¡Es un alimento fuerte!

- **2 frascos de 1 litro**

- 4 vasos (1 l) de leche de cabra*
- 1 cucharada (15 ml) de gránulos de kéfir

1. Mezcla la leche y los gránulos de kéfir en un frasco, ciérralo herméticamente y deja reposar la mezcla en un lugar oscuro (en un armario por ejemplo) de 12 a 24 horas. Abre la tapa una o dos veces para liberar el gas y luego vuelve a cerrarla, hasta que los gránulos queden flotando en la parte superior y la leche haya adquirido un olor agrio.
2. Cuela el kéfir con un colador en un recipiente limpio. Usa una cuchara de madera para remover los gránulos y exprimir el líquido. Sirve el producto inmediatamente o almacénalo, bien tapado, en la nevera. Se mantiene durante un plazo máximo de 3 semanas.

Alternativa: utiliza leche de vaca en lugar de leche de cabra.

* La leche puede ser tanto cruda como pasteurizada, pero evita la ultrapasteurizada.

Receta de Danielle Cook elaborada para este libro.

Batido energizante 3

Receta para 1 ración

Empieza el día con energía con este batido saludable y saciante. Las semillas de chía proporcionan fibra y grasas saludables, además de nutrir las bacterias intestinales beneficiosas.

- **Batidora de vaso**
- 1 vaso (250 ml) de leche de cáñamo sin edulcorantes
- 1 cucharada (15 ml) de mantequilla de almendra natural
- ½ vaso (125 ml) de fresas frescas o congeladas
- ¼ de vaso (60 ml) de proteína en polvo*
- 1 cucharada y media (22 ml) de semillas de chía
- 1 o 2 hojas de col rizada, sin el tallo
- Cubitos de hielo**

1. Pon todos los ingredientes en la batidora y mezcla hasta conseguir un batido uniforme.

Alternativas:

- Utiliza cualquier otro tipo de leche en lugar de la leche de cáñamo.
- Añade entre 1 cucharada y ¼ de vaso (es decir, entre 15 y 60 ml) de kéfir.
- Sustituye la mantequilla de almendra por la mantequilla de algún otro fruto seco o de cacahuete. Que la mantequilla sea natural en cualquiera de los casos.

* En cuanto a la proteína en polvo, recomendamos utilizar polvo de colágeno hidrolizado procedente de animales que han sido alimentados con pasto o péptidos de colágeno, o bien proteína de suero, guisantes o cáñamo.
** Añade entre 1 y 10 cubitos de hielo, en función de lo espeso que quieras que sea tu batido. Si es demasiado espeso, añádele agua, poco a poco, hasta lograr la consistencia deseada.

Receta de Danielle Cook elaborada para este libro.

Tortilla de coliflor

Receta para 4 raciones

Convierte tu tortilla diaria en una comida deliciosa y curativa. La coliflor y el ajo no solo saben estupendamente sino que tienen una acción desintoxicante y antiinflamatoria, y nutren la microbiota saludable.

- **Sartén grande**
- 5 huevos grandes
- ¼ de cucharadita de sal marina fina
- ¼ de cucharadita de pimienta negra recién molida
- 2 cucharaditas (10 ml) de aceite de oliva virgen extra
- 3 vasos (750 ml) de cogollos de coliflor troceados
- 2 dientes de ajo picados
- ½ vaso (125 ml) de queso feta desmenuzado
- ¼ de vaso (60 ml) de perejil de hoja plana, fresco, compactado

1. En un tazón grande, mezcla los huevos, la sal y la pimienta.
2. En la sartén, calienta el aceite a fuego medio-alto. Pon la coliflor y cocínala, removiendo, de 7 a 10 minutos o hasta que esté dorada y tierna. Baja el fuego a media intensidad, añade el ajo y cocina, removiendo, durante 30 segundos.
3. Vierte la mezcla del tazón grande sobre la coliflor. Sigue cocinando, levantando los bordes de los trozos de coliflor para permitir que el huevo crudo corra por debajo, y agita la sartén de vez en cuando para aflojar la tortilla, durante 4 o 5 minutos o hasta que esté casi lista.
4. Dale la vuelta a la tortilla y sigue cocinándola durante 1 o 2 minutos, hasta que no quede ningún resto de huevo crudo.

Colócala en un plato y espolvorea el queso y el perejil por encima.

Fuente: Camilla V. Saulsbury. 5 Easy Steps to Healthy Cooking.

Champiñones *portobello* rellenos

Receta para 4 raciones

¿Estás buscando una alternativa sabrosa a tu plato de carne habitual? Los champiñones tienen un alto contenido en vitamina D y también pueden ayudar con el metabolismo de los estrógenos. ¡Dos prestaciones maravillosas por el bien de tu salud!

- Sartén grande
- Horno precalentado a 260 °C
- Gran bandeja para hornear con bordes, forrada con papel de aluminio y untada con aceite de coco
- 4 champiñones *portobello* extragrandes*
- 2 cucharadas (30 ml) de aceite de coco virgen en estado líquido
- 2 cucharaditas (10 ml) de vinagre balsámico
- 2 cucharadas (30 ml) de harina de coco
- ½ vaso (125 ml) de agua de coco o agua
- 6 vasos (1,5 l) (unos 175 g) de espinacas *baby* compactadas, más o menos partidas**
- 2 cucharadas (30 ml) de levadura nutricional
- Tomates troceados y deshidratados, en aceite
- 3 cucharadas (45 ml) de aceitunas negras deshuesadas, cortadas y en salmuera (por ejemplo, aceitunas de Kalamata)***
- Sal marina fina y pimienta negra recién molida

1. Retira los tallos de los champiñones. Trocea los tallos y déjalos a un lado. Usando una cuchara, saca con cuidado las

láminas que se encuentran en la parte inferior del sombrero, y tíralas. Coloca los sombreros de los champiñones, con el lado hueco hacia abajo, en la bandeja preparada para hornear. Unta 1 cucharada (15 ml) de aceite y el vinagre sobre el sombrero de los champiñones. Ásalos en el horno precalentado de 5 a 7 minutos o hasta que estén tiernos.

2. Mientras tanto, en un tazón pequeño, mezcla la harina de coco y el agua de coco. Déjalo reposar durante 5 minutos.

3. En la sartén, calienta el aceite restante a fuego lento. Añade las espinacas y los tallos de los champiñones, sube el fuego a medio-alto y cocina, removiendo, durante 1 o 2 minutos o hasta que pierdan el agua. Añade la mezcla de harina de coco, la levadura nutricional, los tomates deshidratados y las aceitunas. Cocina, removiendo, de 1 a 2 minutos para calentar el conjunto de los ingredientes y para que se mezclen los sabores. Sazona al gusto con sal y pimienta.

4. Voltea los champiñones en la bandeja para hornear y llena los sombreros con la mezcla de espinacas. Ásalos en el horno de 7 a 10 minutos o hasta que el relleno esté dorado.

* Los champiñones *portobello* extragrandes son los más adecuados para este plato, a causa del volumen del relleno. Si no los encuentras, utiliza 8 champiñones *portobello* de tamaño normal.

** Puede emplearse la misma cantidad de col rizada o acelgas en lugar de las espinacas.

*** Si no te gustan las aceitunas, prescinde de ellas y eleva a 6 cucharadas (90 ml) la cantidad de tomates deshidratados.

Fuente: Camilla V. Saulsbury. Complete Coconut Cookbook.

Hamburguesas de frijoles negros y coco

Receta para 4 raciones

Los frijoles negros son una opción fantástica para la elaboración de hamburguesas veganas; proporcionan cantidades elevadas de proteína, hierro y fibra. ¡Estas hamburguesas están deliciosas y son increíblemente nutritivas!

* **Sartén grande**
* **Batidora de vaso**
* ¼ de vaso (60 ml) de hojas de cilantro frescas, compactadas
* ¼ de vaso (60 ml) de harina de coco
* 3 cucharadas (45 ml) de semillas de lino molidas
* 2 cucharaditas (10 ml) de comino molido
* 1 cucharadita (5 ml) de orégano seco
* ¼ de cucharadita (1 ml) de pimienta roja
* ⅓ de vaso (75 ml) de leche de coco entera bien removida
* 2 latas (cada una con una capacidad de 400-425 ml)* de frijoles negros**; escurrir el líquido y enjuagar
* 1 cucharada (15 ml) de aceite de coco virgen

1. Mezcla en la batidora el cilantro, la harina de coco, las semillas de lino, el comino, el orégano, la pimienta roja, la leche de coco y la mitad de los frijoles; pulsa hasta que se forme un puré espeso.
2. Traslada el puré a un tazón mediano y añade los frijoles restantes. Da forma a 4 hamburguesas de 2 cm de grosor.***
3. En la sartén, calienta el aceite de coco a fuego lento. Añade las hamburguesas, sube el fuego a intensidad media y guisa durante 4 minutos. Dales la vuelta y cocina de 3 a 5 minutos o hasta que estén crujientes por fuera y la parte central esté caliente.

* Si solo encuentras latas de 540 ml, necesitarás una lata y media, aproximadamente (unos 750 ml una vez escurridas).

** Para facilitarte la digestión, utiliza entre ½ y ¾ de vaso (entre 125 y 175 ml) de frijoles negros secos; déjalos en remojo durante la noche, enjuágalos y cuécelos antes de emplearlos en esta receta.

*** El contenido en humedad de los frijoles enlatados puede variar. Si la mezcla de las hamburguesas se ve demasiado húmeda, añade un poco más de harina de coco; si se ve demasiado seca, añade un poco más de leche de coco.

> *Fuente: Camilla V. Saulsbury.* Complete Coconut Cookbook.

Sopa de ajo

Receta para 4 raciones

El ajo es el antibiótico de la naturaleza. Esta es una magnífica sopa para incorporar con regularidad a tu dieta para que te ayude a equilibrar la salud intestinal.

- **Cacerola grande**
- **Batidora de vaso**
- 2 cucharadas (30 ml) de aceite de oliva virgen extra o mantequilla
- 16 dientes de ajo*
- 1 cebolla blanca troceada
- ½ cucharadita (2 ml) de pimienta negra recién molida**
- 1 patata pelada y cortada a dados
- 2 vasos (500 ml) de caldo de pollo listo para usar***
- 2 vasos (500 ml) de agua
- 1 cucharadita (5 ml) de sal marina fina
- ¼ de vaso (60 ml) de perejil fresco picado

1. En la cacerola, calienta el aceite a fuego medio. Añade el ajo, la cebolla y la pimienta. Cocina, removiendo a menudo, durante unos 6 minutos, hasta que la cebolla esté suave y el ajo ligeramente dorado. Añade la patata, el caldo, el agua y la sal y llévalo a ebullición. A continuación tapa la olla, baja el fuego a intensidad baja y deja hervir a fuego lento durante unos 20 minutos, hasta que las patatas estén suaves.

2. Pasa el contenido de la cacerola a la batidora por partes y conviértelo en puré a alta velocidad.

3. Pon el puré de nuevo en la cacerola y cocínalo a fuego lento hasta que se caliente. Añádele el perejil. Sírvelo en tazones.

* 16 dientes de ajo equivalen a 2 cabezas de ajo grandes, aproximadamente.
** Si prefieres una sopa menos picante, reduce a la mitad la cantidad de pimienta negra o sustitúyela por ¼ de cucharadita (1 ml) de pimienta blanca recién molida.
*** Asegúrate de elegir un caldo de pollo que no contenga gluten.

Fuente: Andrew Chase y Nicole Young. The Blender Bible.

Ensalada de repollo al estilo thai

Receta para 6 raciones

Esta ensalada fresca y crujiente tiene el equilibrio correcto entre los sabores dulces y ácidos. Las sobras son magníficas como rellenos de bocadillos al día siguiente. El jengibre y la pimienta roja son potentes antiinflamatorios, y el vinagre de sidra, el repollo, la cebolla y el cilantro tienen un fuerte efecto desintoxicante.

- 1 cucharada (15 ml) de raíz de jengibre rallada
- ¼ de cucharadita (1 ml) de pimienta roja
- ¼ de cucharadita (1 ml) de sal marina fina
- 3 cucharadas (45 ml) de vinagre de sidra
- 2 cucharadas (30 ml) de aceite de coco virgen en estado líquido
- 1 cucharada (15 ml) de néctar de coco o azúcar de coco
- 6 vasos (1,5 l) (1 cabeza pequeña aprox.) de repollo chino cortado a láminas*
- 1 vaso (250 ml) de zanahorias ralladas
- 1 vaso (250 ml) de cebollas verdes cortadas a rodajas finas
- ¼ de vaso (60 ml) de hojas de albahaca frescas troceadas, compactadas
- ¼ de vaso (60 ml) de hojas de cilantro o menta troceadas, compactadas

1. En un tazón pequeño, mezcla el jengibre, la pimienta roja, la sal, el vinagre, el aceite de coco y el néctar de coco.

2. En un tazón grande, mezcla el repollo, las zanahorias, las cebollas verdes, la albahaca y el cilantro. Añade el aderezo y mezcla suavemente para que lo impregne todo. Tapa la ensalada y ponla en la nevera durante un mínimo de 30 minutos, hasta que se enfríe, o hasta un máximo de 2 horas.

* En lugar del repollo chino puede utilizarse la misma cantidad de repollo verde o col morada, cortados en láminas gruesas.

Fuente: Camilla V. Saulsbury. Complete Coconut Cookbook.

Estofado de coles de Bruselas

Receta para 4-6 raciones

Las coles de Bruselas, con su delicado sabor a frutos secos, adquieren un agradable dulzor en esta receta fácil de preparar, cuyos ingredientes pueden doblarse para servir a una multitud. Como otras hortalizas de la familia de la col, son fantásticas para desintoxicar el cuerpo.

- Cacerola
- **Vaso medidor de vidrio**
- *Wok* o sartén antiadherente grande
- 750 g de coles de Bruselas partidas por la mitad
- 2 cucharadas (30 ml) de caldo de pollo listo para consumir*
- 2 cucharadas (30 ml) de vinagre de vino tinto
- 1 cucharadita y media (7 ml) de azúcar granulado
- 1 cucharada (15 ml) de mantequilla
- 2 dientes de ajo cortados en láminas finas
- Sal marina fina y pimienta negra recién molida

1. Pon a hervir agua con sal en la cacerola y escalda en ella las coles de Bruselas, durante 3 minutos o hasta que brillen, verdes y crujientes. A continuación, escúrrelas bien. (Si preparas las coles con anticipación, enfríalas con agua helada. Escúrrelas bien y envuélvelas en un trapo de cocina limpio y seco para que absorba la humedad. Colócalas en un recipiente hermético y ponlas en la nevera, no más de un día).

2. En el vaso medidor de vidrio, mezcla el caldo, el vinagre y el azúcar.

3. En el *wok* o en la sartén, derrite la mantequilla a fuego medio-alto y caliéntala hasta que esté espumosa. Sofríe el ajo,

295

removiendo, durante 30 segundos o hasta que despida olor. Añade las coles y guísalas, removiendo, durante 3 minutos o hasta que estén ligeramente doradas.

4. Añade la mezcla caldosa. Baja el fuego a intensidad media y guisa, removiendo a menudo, durante unos 4 minutos o hasta que las coles empiecen a estar tiernas. Sazona al gusto con la sal y la pimienta.**

* Asegúrate de elegir un caldo de pollo que no contenga gluten.
** Sirve las coles de Bruselas cuando estén tiernas pero crujientes y su color sea verde brillante. Asegúrate de no guisarlas demasiado.

Fuente: Johanna Burkhard. 500 Best Comfort Food Recipes.

Batatas al horno

Receta para 4 raciones

La cocción al horno es una magnífica alternativa a las frituras, y cuando lo que horneamos son batatas y no patatas, obtenemos una buena fuente de vitaminas y fibra. ¡Además, saben genial!

- **Horno precalentado a 200 °C**
- **Bandeja de horno grande, cubierta con papel de horno**
- 1 batata grande (la variedad que tiene la pulpa de color naranja, de unos 500 g)
- 1 cucharada (15 ml) de aceite de oliva
- ¼ de cucharadita (1 ml) de sal marina fina
- Pimienta negra recién molida

1. Pela la batata y enjuágala. Córtala por la mitad transversalmente, y a continuación córtala longitudinalmente, en palitos de 1 cm de grosor aproximadamente. Colócalos en una
bandeja de horno preparada al efecto. Rocíalos con aceite y
espolvorea sal y pimienta. Dispón los palitos de batata en una
sola capa, dejando espacio entre ellos.

2. Asa en el horno durante unos 30 minutos. Dales la vuelta a
los 15 minutos aproximadamente. Sácalos del horno cuando
estén dorados y tiernos.

> *Fuente: Sharon Zeiler, ed.* 250 Essential Diabetes Recipes.

Tortas de coco y lino

Receta para 8 tortas de 15 cm

Con una textura rústica que recuerda las tortas de maíz, estas
tortas de coco y lino constituyen una magnífica alternativa a los
bocadillos de pan; permiten elaborar rollos rellenos de forma
sencilla y rápida. Son una maravillosa fuente de fibra, estimulan
la eliminación de los estrógenos y mejoran la salud intestinal.

- **Sartén mediana (preferiblemente de hierro fundido)**
- **Papel de horno o papel encerado**
- 1 vaso y cuarto (300 ml) de semillas de lino molidas
- 6 cucharadas (90 ml) de agua de coco o agua
- 2 cucharadas (30 ml) de harina de coco
- 1 cucharadita (5 ml) de sal marina fina
- Aceite de coco virgen en estado líquido

1. En un tazón pequeño, mezcla ¼ de vaso (60 ml) de semillas de lino y agua de coco. Deja reposar durante 5 minutos o hasta que la mezcla adquiera una textura espesa.

2. En un tazón grande, mezcla las semillas de lino restantes, la harina de coco y la sal. Añade la mezcla de agua de coco y remueve hasta obtener una masa uniforme y muy espesa. Ponla en una superficie plana y amásala hasta que deje de estar pegajosa.

3. Divide la masa en 8 partes iguales y con ellas forma 8 bolas. Extiende cada bola entre dos hojas de papel de horno y presiona hasta crear tortas de 15 cm de diámetro.

4. Calienta la sartén a fuego medio-alto hasta que esté caliente; a continuación unta ligeramente su interior con aceite de coco, con la ayuda de un cepillo. Coloca una torta en la sartén y cocínala de 30 a 40 segundos o hasta que los bordes empiecen a estar dorados. Dale la vuelta y cocina durante otros 30 o 40 segundos, o hasta que la torta parezca seca. Trasládala a una rejilla de horno (para que repose, ¡no para hornearla!). Haz lo mismo con el resto. Unta con aceite el interior de la sartén en cada ocasión y ajusta la intensidad del fuego según sea necesario para evitar que las tortas se quemen.*

Alternativas

- *Tortas de coco y lino especiadas:* añade 1 cucharadita (5 ml) de comino molido, curri en polvo, chile en polvo, pimentón ahumado, ajo en polvo o cebolla en polvo a la harina de coco.

- *Tortas de coco y lino con hierbas:* añade a la harina de coco 1 cucharadita (5 ml) de hierbas secas (romero desmenuzado, salvia, albahaca, aderezo italiano, orégano) o 1 o 2 cucharadas (entre 15 y 30 ml) de hierbas frescas picadas (perejil de hoja plana, cilantro, albahaca).

* Apila las tortas enfriadas entre hojas de papel encerado y guárdalas en la nevera durante un máximo de 3 días, envueltas en papel de aluminio o en film plástico. Una alternativa es que las envuelvas con el film plástico y luego con papel de aluminio, de manera que queden perfectamente aisladas, y las congeles. Aguantan hasta 3 meses congeladas. Deja que se descongelen a temperatura ambiente de 4 a 6 horas antes de servirlas.

Fuente: Camilla V. Saulsbury. Complete Coconut Cookbook.

Los cambios en el estilo de vida

S abemos lo duro que es efectuar cambios en el estilo de vida, y queremos apoyarte en el camino hacia la mejoría de tu salud. Estas son algunas estrategias que han encontrado útiles nuestras pacientes:

- Encuentra un familiar o un amigo que esté motivado a acompañarte en este proceso.
- Explica a tus familiares y amigos que estás realizando cambios importantes en tu estilo de vida para mejorar tu salud y felicidad, y que te encantaría contar con su apoyo.
- Escribe algunos objetivos. Por lo general, recomendamos un objetivo semanal y uno mensual. Asegúrate de que sean concretos y fáciles de evaluar. También te animamos a que te ofrezcas una gratificación por cada objetivo semanal y mensual que cumplas. ¡Asegúrate de darte esta recompensa!

Metas semanales y mensuales

Aquí tienes algunos ejemplos de objetivos:

Semanales

- «Compraré todo lo que necesite y dedicaré los domingos a preparar la mayor cantidad de comidas posible».
- «Probaré dos comidas nuevas esta semana».
- «Añadiré un nuevo alimento desintoxicador y un nuevo alimento antiinflamatorio cada semana».

Mensuales

- «Al hacer estos cambios en el estilo de vida, habré reducido mis medicamentos contra el dolor a uno al día al final del mes».
- «Al hacer estos cambios en el estilo de vida, habré adelgazado dos kilos al final del mes».
- «Al hacer estos cambios en el estilo de vida, mi grado de dolor habrá pasado de diez a cinco».

Gratificaciones

Aquí tienes algunos ejemplos de recompensas que puedes darte por haber alcanzado tus objetivos:

- Pon unas monedas en un frasco cada día que comas convenientemente, según las especificaciones que se exponen en este libro. Al final de la semana, utiliza este dinero para dedicarte algo especial (no relacionado con la comida) o guárdalo hasta el final del mes y ve de compras o a que te den un masaje.

• Al final de la semana, permítete disfrutar de un tiempo de relajación. Ejemplos de actividades son bañarse con velas y música, que te hagan un masaje de pies durante quince minutos, dar un paseo por la playa o hacer algo que te encante hacer pero a lo que rara vez dedicas tiempo.

Prevé las dificultades

Escribe las posibles dificultades con las que te puedas encontrar en tu proceso de efectuar cambios en tu estilo de vida. Haz una lluvia de ideas sobre las formas en que podrías superar esos obstáculos. Sé realista y honesta. Todos nos encontramos con barreras reales o imaginarias que pueden hacer que nos sea difícil poner nuestra propia salud en primer lugar o efectuar cambios saludables. Planificar con anticipación cómo vas a mantener el rumbo en relación con tus objetivos puede hacer que no te desvíes.

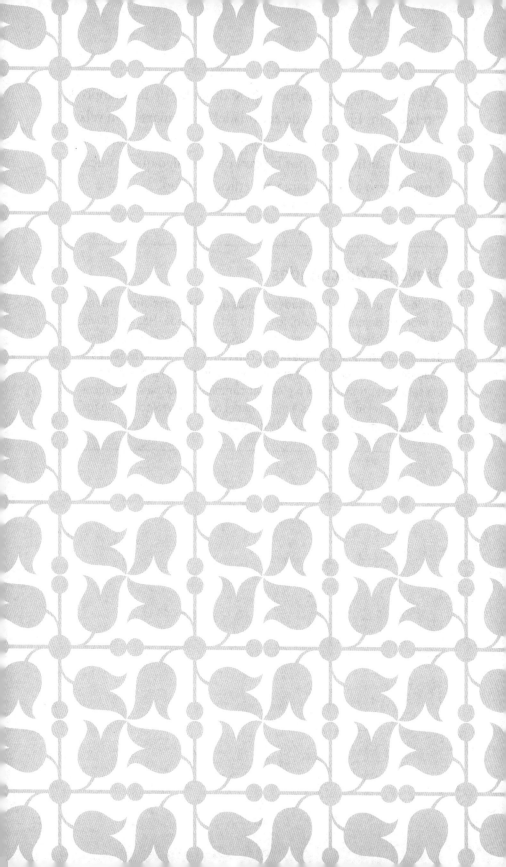

Referencias

Capítulo 3

1. Al-Jefout, M., Dezarnaulds, G., Cooper, M. *et al.* (diciembre de 2009). «Diagnosis of endometriosis by detection of nerve fibres in an endometrial biopsy: a double blind study». *Human Reproduction*, 24 (12), 3019-3024.

Capítulo 4

1. Ballweg, M. L. (junio de 2003). «Big picture of endometriosis helps provide guidance on approach to teens: comparative historical data show endo starting younger, is more severe». *Journal of Pediatric and Adolescent Gynecology*, 16 (supl. 3), S21-26; Koninckx, P. R. (1999). «The pathophysiology of endometriosis: pollution and dioxin». *Gynecologic and Obstetric Investigation*, 47 (supl. 1), 47-50.

2. Esposito, K. *et al.* (octubre de 2002). «Inflammatory cytokine concentrations are acutely increased by hyperglycemia in humans: role of oxidative stress». *Circulation*, 106 (16), 2067-2072.

3. Bailey, M. T. y Coe, C. L. (julio de 2002). «Endometriosis is associated with altered profile of intestinal microflora in female rhesus monkeys». *Human Reproduction*, 17 (7), 1704-1708.

4. Mathias, J. R., Franklin, R., Quast, D. C. *et al.* (julio de 1998). «Relation of endometriosis and neuromuscular disease of the gastrointestinal tract: new insights». *Fertility and Sterility*, 70 (1), 81-88.

5. Felitti, V., Anda, R. F., Nordenberg, D. *et al.* (mayo de 1998). «Relationship of childhood abuse and household dysfunction to many of the leading causes of death in adults». *American Journal of Preventive Medicine*, 14 (4), 245-258.

6. Nugent, C. y Black, L. (enero de 2016). «Sleep duration, quality of sleep, and use of sleep medication by sex and family type, 2013-2014». *NCHS Data Brief*, 230, 1-8.

7. Hirshkowitz, M., Whiton, K. y Albert, S. M. (marzo de 2015). «National Sleep Foundation's sleep time duration recommendations: methodology and results summary». *Sleep Health*, 1 (1), 40-43.

8. Nugent, C. y Black, L. (enero de 2016). «Sleep duration, quality of sleep, and use of sleep medication by sex and family type, 2013-2014». *NCHS Data Brief*, 230, 1-8.

9. Parazzini, F., Vigano, P., Candiani, M. *et al.* (abril de 2013). «Diet and endometriosis risk: a literature review». *Reproductive BioMedicine Online*, 26 (4), 323-336.

10. Ibid.

11. Marziali, M., Venza, M., Lazzaro, S. *et al.* (diciembre de 2012). «Gluten-free diet: a new strategy for management of painful endometriosis related symptoms?». *Minerva Chirurgica*, 67 (6), 499-504.

12. Parazzini, F., Vigano, P., Candiani, M. *et al.* (abril de 2013). «Diet and endometriosis risk: a literature review». *Reproductive BioMedicine Online*, 26 (4), 323-336.

13. Milanski, M., Degasperi, G., Coope, A. *et al.* (enero de 2009). «Saturated fatty acids produce an inflammatory response predominantly through the activation of TLR4 signaling in hypothalamus: implications for the pathogenesis of obesity». *Journal of Neuroscience*, 29 (2), 359-370.

Capítulo 5

1. Haas, D., Chvatal, R., Reichert B. *et al.* (septiembre de 2012). «Endometriosis: a premenopausal disease? Age pattern in 42,079 patients with endometriosis». *Archives of Gynecology and Obstetrics*, 286 (3), 667-670.

2. Fulop, I., Rucz, A., Szakonyi, T. *et al.* «Evaluation of the Efficacy of Different Operative Techniques in the Treatment of Peritoneal Endometriosis». P-265, 12th World Congress on Endometriosis, del 30 de abril al 3 de mayo de 2014 en Sao Palo (Brasil).

Capítulo 6

1. Genuis, S. J., Birkholz, D., Rodushkin, I. *et al.* (agosto de 2011). «Blood, urine, and sweat (BUS) study: monitoring and elimination of bioaccumulated toxic elements». *Archives of Environmental Contamination and Toxicology*, 61 (2), 344-357.

2. Li, M., Chen, K. y Mo, Z. (enero-febrero 2002). «Use of qigong therapy in the detoxification of heroin addicts». *Alternative Therapies in Health and Medicine*, 8 (1), 50-54.

Capítulo 7

1. Church, D., Yount, G. y Brooks, A. (octubre de 2012). «The Effect of Emotional Freedom Techniques on Stress Biochemistry: a Randomized Controlled Trial». *The Journal of Nervous and Mental Disease*, 200 (10), 891-896.

2. Ritter, M. y Low, K. (1996). «Effects of dance movement therapy: a meta-analysis». *Arts in Psychotherapy*, 23 (3), 249-260.

Capítulo 9

1. Wilmot, E. G., Edwardson, C. L., Achana, F. A. *et al.* (noviembre de 2012). «Sedentary time in adults and the association with diabetes, cardiovascular disease and death: systematic review and meta-analysis». *Diabetologia*, 55 (11), 2895-2905.

Capítulo 11

1. Ngo, C., Chereau, C., Nicco, C. *et al.* (julio de 2009). «Reactive oxygen species controls endometriosis progression». *American Journal of Pathology*, 175 (1), 225-234; Radomska-Lesniewska, D. y Skopinski, P. (2012). «N-acetylcysteine as an anti-oxidant and anti-inflammatory drug and some of its clinical applications». *Central European Journal of Immunology*, 37 (1), 57-66.

2. Schwertner, A., Conceicao dos Santos, C., Costa, G. *et al.* (junio de 2013). «Efficacy of melatonin in the treatment of placebo endometriosis: a phase II, randomized, double-blind, placebo controlled trial». *Pain*, 154 (6), 874-881.

3. Taguchi, A., Wada-Hiraike, O., Kawana, K. *et al.* (marzo de 2014). «Resveratrol suppresses inflammatory responses in endometrial stromal cells derived from endometriosis: a possible role of the sirtuin 1 pathway». *Journal of Obstetrics and Gynaecology Research*, 40 (3), 770-778; Maia, H. Jr, Haddad, C., Pinheiro, N. *et al.* (2012). «Advantages of the association of resveratrol with oral contraceptives for management of

endometriosis-related pain». *International Journal of Women's Health*, 4, 543-549.

4. Kohama, T., Herai, K. e Inoue, M. (agosto de 2007). «Effect of French maritime pine bark extract on endometriosis as compared to leuprorelin acetate». *The Journal of Reproductive Medicine*, 52 (8), 703-708; Suzuki, N., Uebaba, K., Kohama, T. *et al.* (mayo de 2008). «French maritime pine bark extract significantly lowers the requirement for analgesic medication in dysmenorrhea. A multicenter, randomized, double-blind, placebo-controlled study». *The Journal of Reproductive Medicine*, 53 (5), 338-346; Kohama, T., Suzuki, N., Ohno, S. *et al.* (octubre de 2004). «Analgesic efficacy of French maritime pine bark extract in dysmenorrhea: an open clinical trial». *The Journal of Reproductive Medicine*, 49 (10), 828-832.

5. Gupta, P. K., Samarakoon, S. M. S., Chandola, H. M. *et al.* (octubre de 2011). «Clinical evaluation of Boswellia serrata (Shallaki) resin in the management of Sandhivata (osteoarthritis)». *AYU*, 32 (4), 478-482; Sengupta, K., Alluri, K. V., Satish, A. R. *et al.* (2008). «A double blind, randomized, placebo controlled study of the efficacy and safety of 5-Loxin® for treatment of osteoarthritis of the knee». *Arthritis Research & Therapy*, 10 (4), R85; Knaus, U. y Wagner, H. (mayo de 1996). «Effects of boswellic acid of Boswellia serrata and other triterpenic acids on the complement system». *Phytomedicine*, 3 (1), 77-81.

6. Cho, H., Kim, Y. y Lim, E. (enero de 2007). «Effects of Astragalus membranaceus on surgically induced endometriosis in rats». *The Journal of Oriental Obstetrics & Gynecology*, 20 (2), 43-59.

7. Natural Medicines Database. *Astragalus*. Disponible en https://natural-medicines.therapeuticresearch.com/databases/food,-herbs-supplements/professional.aspx?productid=963#scientificName.

8. Nogueira Neto, N., Coelho, T., Agular, G. *et al.* (febrero de 2011). «Experimental endometriosis reduction in rats treated with Uncaria tomentosa (cat's claw) extract». *European Journal of Obstetrics & Gynecology and Reproductive Biology*, 154 (2), 205-208.

9. Soo, T. «Effective dosage of extract of Ganoderma lucidum in the treatment of various ailments». En Royse, ed. (1996). *Mushroom Biology and Mushroom Products*. University Park (Pensilvania), EUA: Penn State University.

10. Khabbazi, T., Mahdavi, R., Safa, J. *et al.* (marzo de 2012). «Effects of alpha-lipoic acid supplementation on inflammation, oxidative stress, and serum lipid profile levels in patients with end-stage renal disease on hemodialysis». *Journal of Renal Nutrition*, 22 (2), 244-50.

11. Aksoy, A. N., Gozukara, I. y Kabil Kocur, S. (marzo de 2014). «Evaulation of the efficacy of Fructus agni casti in women with severe primary dysmenorrhea: a prospective comparative Doppler study». *Journal of Obstetrics and Gynaecology Research*, 40 (3), 84.

12. Taguchi, A., Wada-Hiraike, O., Kawana, K. *et al.* (marzo de 2014). «Resveratrol suppresses inflammatory responses in endometrial stromal cells derived from endometriosis: a possible role of the sirtuin 1 pathway». *Journal of Obstetrics and Gynaecology Research*, 40 (3), 770-778; Maia, H. Jr, Haddad, C., Pinheiro, N. *et al.* (2012). «Advantages of the association of resveratrol with oral contraceptives for management of endometriosis-related pain». *International Journal of Women's Health*, 4, 543-549.

13. Kohama, T., Herai, K. e Inoue, M. (agosto de 2007). «Effect of French maritime pine bark extract on endometriosis as compared to leuprorelin acetate». *The Journal of Reproductive Medicine*, 52 (8), 703-708; Suzuki, N., Uebaba, K., Kohama, T. *et al.* (mayo de 2008). «French maritime pine bark extract significantly lowers the requirement for analgesic medication in dysmenorrhea. A multicenter, randomized, double-blind, placebo-controlled study». *The Journal of Reproductive Medicine*, 53 (5), 338-346; Kohama, T., Suzuki, N., Ohno, S. *et al.* (octubre de 2004). «Analgesic efficacy of French maritime pine bark extract in dysmenorrhea: an open clinical trial». *The Journal of Reproductive Medicine*, 49 (10), 828-832.

14. American Chemical Society (23 de agosto de 1999). «Scientists say vitamin c may alleviate the body's response to stress». *ScienceDaily*. Disponible en www.sciencedaily.com/releases/1999/08/990823072615.htm.

15. Peters, E. M., Anderson, R., Nieman, D. C. *et al.* (octubre de 2001). «Vitamin C supplementation attenuates the increases in circulating cortisol, adrenaline, and anti-inflammatory polypeptides following ultramarathon running». *International Journal of Sports Medicine*, 22 (7), 537-543.

16. Brody, S., Preut, R., Schommer, K. *et al.* (enero de 2002). «A randomized controlled trial of high dose ascorbic acid for reduction of blood pressure, cortisol, and subjective responses to psychological stress». *Psychopharmacology (Berl.)*, 159 (3), 319-324.

17. Darbinyan, V., Kteyan, A., Panossian, A. *et al.* (octubre de 2000). «Rhodiola rosea in stress induced fatigue –a double blind cross-over study of a standardized extract SHR-5 with a repeated low-dose regimen on the mental performance of healthy physicians during night duty». *Phytomedicine*, 7 (5), 365-371.

18. Shevtsov, V. A., Zholus, B. I., Shervarly, V. I. *et al.* (marzo de 2003). «A randomized trial of two different doses of a SHR-5 Rhodiola rosea extract versus placebo and control of capacity for mental work». *Phytomedicine*, 10 (2-3), 95-105.

19. Mirabi, P., Dolatian, M., Mojab, F. *et al.* (diciembre de 2011). «Effects of valerian on the severity and systemic manifestations of dysmenorrhea». *International Journal of Gynecology and Obstetrics*, 115 (3), 285-288.

Índice temático

Contribuciones de otros autores en los apartados de recetas:

Johanna Burkhard
500 Best Comfort Food Recipes

Johanna Burkhard y Barbara Allan
The Diabetes Prevention & Management Cookbook

Andrew Chase y Nicole Young
The Blender Bible

Danielle Cook

Dietitians of Canada
Cook!

Dietitians of Canada
Cook Great Food

Maxine Effenson-Chuck y Beth Gurney
125 Best Vegan Recipes

Judith Finlayson
The Healthy Slow Cooker (segunda edición)

Jean-Paul Grappe
The Complete Wild Game Cookbook

Dr. Nikolas R. Hedberg y Danielle Cook
The Complete Thyroid Health & Diet Guide

Douglas McNish
Eat Raw, Eat Well

Douglas McNish
Raw, Quick & Delicious!

Camilla V. Saulsbury
5 Easy Steps to Healthy Cooking

Camilla V. Saulsbury
500 Best Quinoa Recipes

Camilla V. Saulsbury
Complete Coconut Cookbook

Andrew Schloss con Ken Bookman
2500 Recipes

Donna Washburn & Heather Butt
250 Gluten-Free Favorites

Donna Washburn & Heather Butt
Easy Everyday Gluten-Free Cooking

Sharon Zeiler, ed.
250 Essential Diabetes Recipes